AF619849

CONTRIBUTION A L'ÉTUDE

DE LA

PARALYSIE PSEUDO-HYPERTROPHIQUE

PAR

M. Paul BOURDEL

Interne des hôpitaux.

PARIS

LIBRAIRIE G. STEINHEIL

SUCCESSEUR DE H. LAUWEREYNS

2, RUE CASIMIR-DELAVIGNE, 2

1885

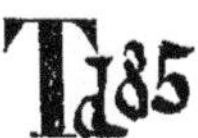

CONTRIBUTION A L'ETUDE

DE LA

PARALYSIE PSEUDO-HYPERTROPHIQUE

CONTRIBUTION A L'ÉTUDE

DE LA

ARALYSIE PSEUDO-HYPERTROPHIQUE

PAR

M. Paul BOURDEL
Interne des hôpitaux.

PARIS
LIBRAIRIE G. STEINHEIL
SUCCESSEUR DE H. LAUWEREYNS
2, RUE CASIMIR-DELAVIGNE, 2

1885

CONTRIBUTION A L'ÉTUDE

DE LA

Paralysie pseudo-hypertrophique

Ayant eu, l'année dernière, la bonne fortune d'observer à l'hôpital Trousseau, dans le service de notre cher Maître, M. Cadet de Gassicourt, quatre enfants atteints de paralysie pseudo-hypertrophique à diverses périodes, il nous a paru intéressant de réunir et de livrer à la publicité médicale ces cas nouveaux d'une affection de date encore relativement récente, et qui, bien que presque spéciale aux jeunes sujets, est loin cependant d'être fréquente, même dans les hôpitaux consacrés à l'enfance.

Avant d'entrer dans le détail des faits qui se sont présentés à notre observation, nous commencerons, pour pouvoir en faire ressortir plus facilement les considérations qui s'y rapportent, par résumer l'histoire et le tableau clinique de cette singulière maladie, assez bien connue actuellement dans ses symptômes et sa marche, mais présentant encore bien des desiderata dans son anatomie pathologique et entourée toujours d'une grande obscurité au point de vue de sa pathogénie.

La paralysie pseudo-hypertrophique n'a guère plus de vingt années d'existence. C'est DUCHENNE (de Boulogne) qui, comme tant d'autres myopathies, la fit entrer dans le cadre nosologique et en créa une entité morbide, nettement définie, dans le domaine de la pathologie musculaire.

Déjà, en 1858, il l'avait entrevue pour la première fois en examinant un enfant qui lui avait été présenté par Bouvier. Si quelques faits, se rapportant évidemment à cette affection, avaient été publiés à l'étranger avant cette époque, ils étaient passés inaperçus ou avaient été mal interprétés : tels sont deux cas de 1836, des docteurs Coste et Gioja (1), présentés comme curiosités pathologiques, et six cas de Meryon, de Londres (2), qui sont rapportés par l'auteur à l'atrophie musculaire progressive. En 1859, Rinecker en observa bien aussi à Würtzbourg un cas non douteux, mais il le méconnut et le considéra comme une hypertrophie congénitale des muscles.

Il faut arriver à 1861 pour trouver le commencement véritable de l'histoire de la paralysie pseudo-hypertrophique; c'est à cette époque que DUCHENNE, ayant eu l'occasion d'observer quelques cas analogues à celui de 1858, décrit pour la première fois, dans la 2e édition de son *Electrisation localisée* (p. 353), la maladie nouvelle qui doit prendre date à partir de ce moment. Sa description est sans doute bien imparfaite et même erronée sur quelques points : il croit en effet à la conservation de la contractilité électro-musculaire, à l'existence de mouvements réflexes pendant les mouvements volontaires et en conclut que cette paralysie, prédominante dans les membres inférieurs, a une origine cérébrale, lui donnant alors le nom de *paraplégie hypertrophique de l'enfance de cause cérébrale.* Mais néanmoins, malgré ces imperfections, une nouvelle affection est constituée, signalée à l'attention des observateurs, et il ne tarde pas à se publier tant en France qu'à l'étranger des faits conformes dans leurs caractères les plus saillants à ceux de notre savant compatriote.

Peu de temps après, SPIELMANN (3), à propos d'une observation recueillie dans le service du professeur Schützenberger, ayant constaté chez son malade l'intégrite complète des fonctions du cerveau, se refuse à accepter l'origine cérébrale de la maladie ; il repousse également l'hypothèse d'une affection médullaire, par suite de l'inégale répartition de la paralysie et de l'absence de troubles dans la miction et la défécation. Il

(1) Coste et Gioja. *Annali clinici dell' ospedale degl' incurabili di Napoli*, 1838.

(2) Meryon. *On granular and fatty degeneration of the voluntary muscles. (Medico-chirurgical transactions*, 1852.)

(3) Spielmann. *Gaz. méd. de Strasbourg*, n° 5, 1862, p. 85.

se trouve réduit à admettre, à défaut d'autopsie d'ailleurs, soit une altération des nerfs trophiques, peut-être même des racines antérieures, soit une lésion de nutrition du système musculaire; de plus il émet des doutes sur la réalité de l'hypertrophie des muscles augmentés de volume, « l'hypertrophie pouvant être due, dit-il, au développement du tissu adipeux dans l'intérieur du muscle ». Ses deux pressentiments sur la nature purement myopathique de l'affection et sur l'apparence pseudo-hypertrophique des muscles, accrus dans leurs dimensions, devaient être bientôt justifiés par des recherches faites en Allemagne.

En effet, en 1865, Griesinger (1) publie un fait qui mérite de prendre date dans l'histoire de la paralysie pseudo-hypertrophique, car il marque le premier pas dans la voie anatomo-pathologique de cette question; cet auteur et le professeur Billroth démontrent, par l'examen histologique d'un fragment excisé du deltoïde, qu'il s'agit d'une hypertrophie purement apparente, et en réalité d'une atrophie musculaire, avec abondance considérable de tissu graisseux.

Presque à la même époque, Eulenburg (2) et Cohnheim (3) dans une observation qui offre un intérêt particulier, car elle est accompagnée d'autopsie (la première qui fut faite), trouvent l'axe encéphalo-médullaire intact et confirment anatomiquement les assertions de Spielmann au sujet de l'indépendance de la maladie par rapport au système merveux central.

Wernich (4) et A. Wagner (5), à Kœnigsberg, font égale-

---

(1) Griesinger. *Ueber Muskelhypertrophie.* (*Arch. d. Heilkunde,* 1865, t. VI, p. 1.)

(2) Eulenburg. *Ueber Muskelhypertrophie.* (*Berl. Klin. Wochenschrift,* 1865.)

(3) Eulenburg et Cohnheim. *Ergebniss der anatomischen Untersuchung eines Falles von sog. Muskelhypertrophie.* (*Verhandlungen d. Berl. med. Gesellschaft,* 1866, 2 Heft., p. 191.

(4) Wernich. *Deutsches Arch. f. Klin. med.,* II, 1866, p. 232.

(5) Wagner. *Zur Casuistik chronischer Muskelerkrankung.* (*Berl. Klin. Wochenschrift,* 1866).

ment des examens microscopiques qui donnent des résultats conformes à ceux de Griesinger et des auteurs précédents.

En 1866, dans un travail d'ensemble à propos de quatre nouvelles observations, Heller (1) crée la dénomination de *lipomatosis luxurians muscularis progressiva*, et, tout en faisant ressortir ses nombreux points de contact avec l'atrophie musculaire progressive, conclut à la regarder néanmoins comme une paralysie purement myopathique. Puis l'année suivante, Seidel (2), profitant des données précédentes et de quelques cas personnels, fait une monographie complète où il fait usage du nom d'*atrophie lipomateuse des muscles*.

Enfin, en 1868, paraît le long et remarquable mémoire de Duchenne où l'auteur, qui a eu l'occasion d'observer douze cas nouveaux depuis 1868 et de pratiquer de nombreux examens musculaires, donne une description magistrale de la maladie qui nous occupe, rectifiant quelques-unes des idées émises dans son précédent travail et adoptant définitivement la dénomination de *paralysie pseudo-hypertrophique* (3).

A dater de cette époque, la maladie, sortie des phases successives que nous venons de rappeler, est nettement déterminée dans ses caractères cliniques et dans l'altération anatomique des muscles ; les nombreuses observations ultérieures n'y ajoutent plus rien d'essentiel. Cependant nous devons citer les intéressantes recherches du professeur Charcot (4) faites en 1872 sur les muscles et le système nerveux d'un enfant mort dans le service de M. Bergeron, qui forment un complément important pour l'anatomie pathologique. Notons encore, parmi les monographies les plus importantes qui ont paru

---

(1) Heller. *Deutsches Arch. f. Klin. med.*, I et II, 1866-67.

(2) Seidel. Iena, 1867. (*Habilitationschrift.*)

(3) Duchenne, de Boulogne. *Recherches sur la paralysie musculaire pseudo-hypertrophique.* (*Arch. gén. de méd.*, janvier-mai 1868.)

(4) Charcot. *Note sur l'état anatomique des muscles et de la moelle épinière dans un cas de paralysie pseudo-hypertrophique.* (*Arch. de physiol.*, mars 1872.)

depuis, celle de FRIEDREICH (1) en Allemagne, celle de MAHOT (2), en France, et l'article de KELSCH du *Dictionnaire encyclopédique*, qui résument bien toutes les connaissances relatives à la question.

La variété des dénominations qui lui sont données dans tous ces travaux par les différents auteurs est des plus grandes et montre bien la difficulté qu'on éprouve à caractériser cette affection par une désignation à la fois courte et exacte, qu'elle soit clinique ou anatomique. Sans parler du nom inexact de *paraplégie hypertrophique de cause cérébrale*, que Duchenne a abandonné du reste peu de temps après l'avoir créé, nous trouvons dans sa synonymie des appellations nombreuses dont peu sont complètes ou irréprochables :

Celle d'*hypertrophie musculaire* (Griesinger, Wernich) tend à faire supposer une augmentation de nombre ou de volume des fibres charnues.

Celles de *lipomatose luxuriante progressive* (Heller) ou d'*atrophie lipomateuse* (Seidel) ont le tort de ne tenir compte que de la substitution graisseuse.

Les termes de *paralysie myosclérosique* (que Duchenne emploie quelquefois) et de *sclérose musculaire progressive* (Jaccoud) n'envisagent au contraire que l'hyperplasie du tissu conjonctif. Or la substitution graisseuse et la sclérose peuvent se rencontrer également, quoique à un degré bien moindre, dans l'atrophie musculaire progressive.

La dénomination de *paralysie avec surcharge graisseuse interstitielle* (Fritz et Tuefferd) et même celle de *paralysie pseudo-hypertrophique* dont Duchenne use le plus souvent, et qui est le plus répandue en France, ne sont pas non plus exemptes de tout reproche ; elles semblent en effet impliquer, ainsi que toutes celles qui emploient le mot de paralysie, que l'abolition du mouvement résulte d'un trouble primitif de l'innervation. Quant à la

(1) Friedreich. *Ueber progressive Muskelatrophie; über wahre und falsche Muskelhypertrophie*. Berlin, 1873.

(2) Mahot. Thèse de Paris, 1877.

désignation de *pseudo-hypertrophie musculaire* (Kelsch), c'est celle qui, pour notre part, nous semblerait en tous points préférable, ayant l'avantage de faire ressortir le caractère saillant de la maladie, l'hypertrophie apparente d'un certain nombre de muscles, et de ne rien préjuger sur la prédominance du tissu conjonctif ou du tissu graisseux.

La meilleure définition de cette maladie est celle qui en a été donnée par Duchenne (de Boulogne). Elle est, dit-il, caractérisée principalement : 1° par un affaiblissement des mouvements volontaires, siégeant généralement au début dans les muscles moteurs des membres inférieurs et dans les spinaux lombaires, s'étendant progressivement, dans une période ultime, aux membres supérieurs et s'aggravant jusqu'à l'abolition des mouvements ; 2° par la disparition des fibres musculaires primitives dans les muscles lésés dans leur motilité, par l'hyperplasie du tissu connectif interstitiel de ces muscles, et par la production plus ou moins abondante de vésicules adipeuses au milieu de ce tissu, d'où résulte une augmentation de volume, soit de quelques-uns (mollets, fesses, masse sacro-lombaire), ce qui est l'ordinaire, soit de presque tous les muscles paralysés, ce qui est l'exception.

Maladie chronique, propre à l'enfance ou à l'adolescence, elle est éminemment grave dès son début, marchant à peu près constamment vers une terminaison fatale, tout en entretenant longtemps les illusions des familles par l'apparence d'une riche musculature.

Les auteurs lui distinguent trois périodes : une période d'affaiblissement des mouvements, une période d'hypertrophie musculaire apparente, et une période de généralisation et d'aggravation de la paralysie. Nous rappellerons aussi brièvement que possible les principaux symptômes qui caractérisent ces diverses périodes, nous réservant d'insister plus particulièrement sur chacun d'eux à propos de nos observations.

La première période est constituée par un affaiblissement limité en général aux muscles moteurs des membres inférieurs et par certains troubles fonctionnels dans la station et la marche (écartement des jambes, formation d'une courbure sacro-lombaire pouvant aller quelquefois jusqu'à l'ensellure, dandinement du tronc pendant la déambulation.)

Les muscles atteints ne présentent pas encore d'hypertrophie apparente et même se montrent quelquefois manifestement atrophiés (1).

Cette période ne dure guère que quelques mois, un an au plus ; puis, peu à peu, la parésie tendant à se généraliser de plus en plus, les troubles fonctionnels vont en se prononçant davantage dans la deuxième période, qui est caractérisée surtout par l'augmentation excessive de volume d'un plus ou moins grand nombre de muscles. L'hypertrophie apparente débute presque constamment par les muscles jumeaux et s'étend de là progressivement et symétriquement à d'autres muscles affaiblis, soit en se localisant dans quelques-uns de ces muscles, soit en envahissant tous ou presque tous les muscles affaiblis. Cette phase, pendant laquelle l'augmentation de volume arrive à son maximum, a une durée d'un à deux ans, et est le plus souvent suivie d'un temps d'arrêt de quelques années (deux à trois ans, quelquefois davantage), sorte de période d'état, souvent pleine d'illusions pour les familles.

Dans la troisième période, la paralysie des membres inférieurs devient complète et elle s'étend aux muscles des membres supérieurs, du thorax, quelquefois de la face, si elle n'en avait pas déjà atteint quelques-uns dans la deuxième période, ce qu'on observe chez certains sujets. En tous cas la parésie de ces muscles s'accentue et se généralise ; mais la plupart d'entre eux au lieu de s'hypertrophier comme ceux des jambes, restent grêles et s'atrophient même comme dans l'atrophie musculaire progressive. Le malade, alors en général arrivé à l'adolescence, condamné à jamais au lit par la perte progressive du peu de motilité qui restait aux membres inférieurs, tombe peu à peu dans le marasme, malgré l'absence de fièvre

(1) Pepper. *Clinical lectures on a case of muscular sclerosis*, Philadelphia, 1871, p. 14 et 16.

et l'intégrité des fonctions de la digestion, de la respiration et de la circulation qui lui permettent toutefois de se maintenir souvent pendant un temps assez long. Mais un moment arrive où l'épuisement l'emporte et où la mort survient, le plus souvent par le fait d'une maladie intercurrente (bronchite, pneumonie, tuberculose).

La durée moyenne de la maladie est de dix à douze ans.

Telle est la marche habituelle, classique, de l'affection. Nous avons cru devoir la retracer avant d'entrer dans l'exposé des faits cliniques que nous avons observés et qui vont maintenant nous occuper.

De nos quatre petits malades, l'un présente un exemple assez frappant de la maladie à sa première période, deux autres, les deux frères, en sont à la période d'état, et enfin le dernier, atteint depuis une dizaine d'années, est un type de la troisième période.

Observation I. — *Paralysie pseudo-hypertrophique à la première période.* — Le nommé A... (Jules), âgé de 7 ans, est entré au mois de décembre 1884 dans le service de M. Cadet de Gassicourt, à l'hôpital Trousseau (salle Lugol, n° 21).

Antécédents héréditaires. — Sa mère est d'une très bonne santé, nullement nerveuse ; elle a eu de son premier mari deux enfants : un fils actuellement âgé d'une vingtaine d'années, bien portant, très intelligent, et le petit malade dont nous rapportons l'histoire.

D'un second mariage, elle a une petite fille de 18 mois en parfaite santé.

Le père avait été bien portant jusqu'en 1870 ; à la suite d'une blessure par arme à feu reçue à cette époque au niveau de l'orbite gauche, il était resté faible d'intelligence, irascible, et s'est suicidé peu de temps après la naissance de son fils.

Rien à noter du côté des grands-parents paternels ou maternels, ni du côté des branches collatérales.

Antécédents personnels. — L'enfant a été envoyé en nourrice, il y est resté jusqu'à l'âge de 3 ans ; pendant cette période, la mère ne peut donner aucun renseignement sur l'état de sa santé, sur son alimentation, sur l'époque à laquelle il a marché.

Depuis l'âge de 3 ans, époque à laquelle il a été repris par ses parents, jusqu'au commencement de 1884, il a toujours été bien portant; il jouait, courait comme tous les enfants de son âge. On l'avait mis au collège à la rentrée de 1883, alors qu'il était en parfaite santé; mais déjà, peu de temps après, pendant les vacances du jour de l'an, qu'il était venu passer chez sa mère, celle-ci avait cru remarquer qu'il était devenu un peu paresseux à la marche, qu'il courait moins volontiers qu'auparavant et qu'il se fatiguait en montant les escaliers. En tous cas, au bout de quelques mois, vers avril, le directeur du collège avertit les parents que leur enfant se plaignait d'une faiblesse de plus en plus grande dans les jambes et qu'il ne pouvait marcher sans se fatiguer. On institua un traitement tonique; mais, la faiblesse et la fatigue pendant la marche s'accentuant, la mère dut reprendre l'enfant chez elle vers le milieu de l'année. Jusqu'au mois de septembre, elle put l'envoyer faire quelques commissions dans le voisinage, mais il peinait de plus en plus en marchant, il lui arrivait quelquefois de perdre l'équilibre et de tomber.

Enfin, depuis le mois de septembre dernier, elle dut renoncer presque complètement à le faire marcher : au bout de quelques pas faits lentement, avec crainte et en chancelant, il était essoufflé, couvert de sueur, brisé de fatigue.

Il n'accusait pourtant aucune douleur, il se sentait seulement extrêmement faible sur ses jambes; la mère a remarqué aussi que, loin de maigrir, il conservait toujours ses formes arrondies et que ses cuisses, ses mollets semblaient plutôt se développer.

Etat actuel. — A l'entrée, voici ce que l'on peut constater : c'est un enfant robuste, fort bien constitué, d'une bonne taille pour son âge. Il a la figure pleine, nullement fatiguée, les joues assez colorées; en un mot il présente tous les attributs extérieurs de la santé.

En l'examinant dans son ensemble, aucune augmentation apparente de volume de certaines masses musculaires ne frappe les yeux, comme cela arrive ordinairement à une période plus avancée, où la grosseur plus ou moins énorme des jambes attire de suite l'attention.

Dans la *station debout*, on constate une légère tendance au renversement de la partie supérieure du tronc en arrière, mais pas d'ensellure notable; il tient les membres inférieurs écartés et, lorsqu'on les lui fait rapprocher, il ne peut se soutenir qu'en s'appuyant à un meuble voisin, sous peine de tomber. Si on lui dit de fléchir le tronc, puis de le redresser, il se relève assez facilement, sans l'aide de ses bras, preuve que les extenseurs de la colonne vertébrale ne sont pas ou sont très peu atteints.

Dans la *marche* l'écartement des jambes persiste, la tendance au renversement en arrière s'accentue et il se produit même un léger degré d'ensellure avec un peu de saillie du ventre en avant. Il n'existe aucun dandinement latéral, mais il se produit à chaque pas une légère torsion alternative du tronc sur son axe, comme pour déplacer le moins possible le centre de gravité, le corps se tournant du côté opposé à celui du membre qui porte sur le parquet. Il détache son pied du sol avec un certain effort et une préoccupation extrême de maintenir son équilibre, la pointe en est fortement abaissée et le talon très relevé, ce qui indique une prédominance de force dans les extenseurs du pied ; il le pose ensuite rapidement sur le sol, comme craignant de perdre l'équilibre et se hâtant de prendre appui. Le talon adhère alors complètement sur le sol tout le temps que le pied y repose et il n'y a pas la moindre tendance à la rotation en dehors de celui-ci.

La démarche est lente, gauche ; il se fatigue beaucoup et au bout de quelques pas est couvert de sueur, rompu.

Si alors on l'examine couché sur un lit, on constate quelques particularités qui n'avaient pu être remarquées dans l'examen d'ensemble et à distance. Les mollets sont assez développés, mais ne dépassent pourtant pas les limites qu'ils peuvent avoir chez un garçon de 9 ans bien constitué ; ils ont chacun 20 cent. 1/2 de circonférence, ce qui n'a rien d'excessif ; lorsqu'ils se contractent, ils acquièrent une certaine dureté. Les muscles extenseurs du pied ont d'ailleurs conservé une assez grande force, comme l'indique l'énergie qu'il faut déployer pour s'opposer à la flexion du pied, tandis qu'au contraire une faible pression sur le dos du pied suffit pour en empêcher le redressement ; les fléchisseurs sont donc parésiés.

En outre, en examinant de près les cuisses, qui ne sont dans leur ensemble pas augmentées de volume et mesurent chacune 28 cent. 1/2 environ à leur partie moyenne, on constate en certains points des reliefs allongés, arrondis, assez mous au toucher et ne se durcissant que faiblement par la contraction musculaire. Les plus importantes et les plus évidentes de ces saillies se trouvent dans la région antéro-externe de la cuisse gauche et dépendent manifestement des faisceaux droit antérieur et vaste externe du triceps crural ; l'antérieure et médiane surtout est légèrement renflée à sa partie moyenne où sa consistance est la plus molle. Il y a là certainement, dans ces deux muscles, un développement anormal de tissu graisseux, surtout dans le droit antérieur, qui présente une légère convexité antérieure et une assez grande mollesse.

A la cuisse droite, on trouve également les mêmes saillies, dépendant des mêmes muscles; elles sont cependant un peu moins développées et moins molles.

Les mouvements de flexion des cuisses sur le bassin ou réciproquement s'exécutent néanmoins facilement et avec une certaine force.

A la partie postérieure des cuisses, sur le trajet des biceps, il existe aussi de légères saillies, mais bien moins nettes que les précédentes.

Les fessiers, les masses sacro-lombaires ne présentent aucune déformation.

Du côté des membres supérieurs nous ne trouvons que peu de chose : les deux deltoïdes sont pourtant un peu volumineux et très peu consistants; le faisceau moyen du triceps brachial du côté gauche est aussi plus gros et plus mou que celui du côté droit; enfin, à l'avant-bras, les muscles de la région épicondylienne paraissent également un peu augmentés de volume. Quoi qu'il en soit, la force musculaire des membres supérieurs ne paraît pas sensiblement diminuée.

Rien du côté des muscles du tronc, du cou, ni de la face.

La sensibilité générale est intacte et la réaction électro-musculaire aux courants faradiques ne paraît pas modifiée d'une facon sensible, même dans les muscles les plus déformés.

L'intelligence est très développée, l'enfant sait très bien lire, écrire, calculer.

Nous devons en outre noter un petit détail qui se retrouve dans quelques observations, et en particulier dans plusieurs des nôtres, c'est qu'il urine quelquefois au lit; il a du mal à se retenir, et, si l'on tarde à lui donner le vase, il ne peut plus le faire et mouille ses draps.

Examen histologique des muscles. — Nous avons examiné au microscope quelques fibres musculaires obtenues au moyen de l'emporte-pièce histologique de Duchenne (de Boulogne), en particulier quelques-unes provenant du droit antérieur gauche (muscle présentant l'hypertrophie apparente la plus considérable). Nous y avons trouvé les altérations habituelles de la paralysie pseudo-hypertrophique à la fin de la première période ; la striation était conservée, les fibres paraissaient normales, elles n'étaient pas envahies par la dégénérescence granulo-graisseuse, mais le tissu conjonctif interstitiel était très développé et contenait en certains points de nombreuses vésicules adipeuses.

Voici donc un cas bien net de paralysie pseudo-hypertrophique, à la fin de la première période, de la période paralytique simple, sur les limites de celle-ci et de la seconde, puisqu'on constate déjà quelques légères déformations musculaires,

Le diagnostic ne saurait en être douteux ; on ne pourrait guère penser à une atrophie musculaire progressive, ni à une paralysie spinale infantile, qui, avec la marche tardive d'origine cérébrale, sont à peu près les seules maladies qui peuvent prêter à confusion, jusqu'à ce que le nom de l'affection soit pour ainsi dire inscrit sur les membres, c'est-à-dire avant la seconde période. Sans parler même de l'augmentation de volume de certains muscles, qui est très légère chez notre malade, mais a toutefois la plus grande importance au point de vue du diagnostic, quelle différence dans la marche de la parésie qui a débuté par les membres inférieurs, y a augmenté peu à peu d'intensité, et celle de la paralysie qu'on observe dans l'atrophie progressive de l'enfance ! Celle-ci débute par la face, en particulier par l'orbiculaire des lèvres, puis, quelques années après, s'étend aux membres supérieurs, au tronc et en dernier lieu aux membres inférieurs, procédant toujours de haut en bas, à l'inverse de la paralysie pseudo-hypertrophique, qui suit une marche ascendante et atteint rarement les muscles de la face. Chez cette dernière, l'abolition du mouvement frappe d'emblée et simultanément un grand nombre de muscles, dont quelques-uns augmentent de volume plus tard, mais qui renferment encore des faisceaux striés au moment où ils deviennent impuissants ; au microscope on trouve la sclérose, la substitution graisseuse et l'atrophie simple de la fibre musculaire avec conservation de sa striation jusqu'au dernier terme de l'émaciation. Dans l'atrophie progressive, au contraire, la paralysie détruit toujours les muscles partiellement, irrégulièrement, les uns après les autres, et dans cet envahissement successif, elle reste invariablement liée à l'atrophie, se mesurant au degré de celle-ci ; enfin, histologiquement, on constate une dégénérescence granulo-graisseuse des fibres musculaires.

L'idée d'une paralysie infantile est également inadmissible dans le cas précédent, d'après les symptômes observés et les renseignements recueillis ; en effet, il n'y a pas eu ce début brusque, si caractéristique, avec mouvement fébrile initial, cette paralysie soudaine, complète, en masse, allant plus tard en diminuant et se localisant ensuite dans un plus ou moins grand nombre de muscles. Nous avons vu, au contraire, un début incertain, une marche progressive de la perte du mouvement. La contractilité électrique n'était pas altérée ; dans la pseudo-hypertrophie musculaire, en effet, elle reste normale ou diminue lentement, tandis que dans la paralysie infantile, on trouve un affaiblissement notable ou même l'abolition complète dès le début de cette contractilité dans les muscles paralysés, puis on la voit revenir peu à peu dans ceux qui doivent récupérer leurs mouvements.

Chez notre malade, le début de l'affection, qui remonte à une année environ, a eu lieu vers l'âge de 6 ans ; cela rentre à peu près dans la règle habituelle, car dans plus de la moitié des observations, où ce début est noté, les symptômes initiaux se sont montrés dans les cinq premières années de l'existence. Dans certains cas, lorsque la maladie est congénitale, ou qu'elle se développe dans les premiers mois après la naissance, le moment de son début est difficile à saisir et rien ne le fait soupçonner : ce n'est que vers l'âge d'un an, lorsqu'on essaie de faire marcher les enfants, qu'on les voit se montrer d'une maladresse insolite : ils n'exécutent pas les mouvements instinctifs de la locomotion ou s'ils essayent de les produire, ils se fatiguent vite, s'affaissent, pleurent pour qu'on les prenne dans les bras et lorsque, tardivement, à deux ou trois ans, ils se mettent à marcher, leurs mouvements sont lents, incertains, maladroits. Comme ces troubles fonctionnels ne sont accompagnés d'aucune modification apparente des membres inférieurs qui n'offrent alors encore rien d'exagéré dans leur volume, ils ne frappent et n'inquiètent pas les parents, qui le plus souvent alors ne peuvent donner que des renseignements incomplets ou incertains.

Est-ce à dire que la phase purement paralytique peut ne pas exister ? Duchenne (de Boulogne) incline à admettre que, dans certains cas très rares, les deux premières périodes peuvent en effet se confondre en une seule. Dans un cas, du moins, l'affaiblissement musculaire et l'hypertrophie apparente lui ont semblé avoir débuté simultanément de très bonne heure ou dater de la naissance, mais il émet toutefois certains doutes, car il n'a pu obtenir aucun renseignement précis sur les phénomènes morbides observés dans la première enfance.

Ce sont ces cas précoces auxquels nous venons de faire allusion, où le diagnostic peut être à faire d'avec la marche tardive occasionnée par certaines lésions cérébrales ou par l'arrêt de développement de la faculté coordinatrice qui préside à l'équilibration et aux mouvements instinctifs de la progression. Mais on n'observe alors, quand l'enfant commence à marcher, ni ensellure, ni écartement des jambes, ni dandinement, et s'il y a une affection cérébrale en cause, on est naturellement mis sur la voie par les troubles intellectuels qui manquent le plus souvent dans la paralysie pseudo-hypertrophique, par la persistance des mouvements réflexes dans les membres paralysés, par l'intégrité constante de la contractilité électrique.

Mais lorsque la maladie se développe, comme chez notre malade, à une époque où l'enfant a déjà marché, l'attention et l'inquiétude des parents sont bien plus tôt mises en éveil, et la plupart du temps on obtient des renseignements assez nets sur le début et la marche de la paralysie, ce qui permet de reconstituer dans presque tous les cas la phase paralytique pure. Dans notre observation, ces détails ne nous ont pas manqué, et nous avons su que ce début remonte à une année environ, ce qui rentre dans les limites de la durée habituelle de cette période.

Ce qui est moins classique chez notre sujet, c'est le mode d'invasion du développement des muscles, qui marque le commencement de la période de pseudo-hypertrophie. Contrairement à la règle presque générale, les mollets sont à peu près restés normaux dans leurs dimensions, tandis que certains groupes musculaires des cuisses, en particulier les deux droits antérieurs, sont manifestement hypertrophiés, et que déjà quelques muscles des membres supérieurs commencent à l'être également un peu.

Nous avons aussi constaté une légère tendance au renversement des épaules en arrière, preuve d'un certain degré de parésie des spinaux lombaires, et un très notable écartement des jambes dans la station et la déambulation, mouvement instinctif qui tient à la faiblesse des membres inférieurs et à l'incertitude de l'équilibre; mais nous n'avons pas observé le moindre dandinement pendant la marche, symptôme qui est noté dans la grande majorité des cas. Ces inclinaisons latérales et alternatives du tronc sont dues, ainsi que Duchenne l'a établi, à une faiblesse des muscles moyen et petit fessiers; leur défaut prouve simplement que ces muscles ont conservé la plus grande partie de leur force et il se peut que, prochainement, on assiste à l'éclosion de ce nouveau signe, qui est considéré comme l'un des principaux caractères de la maladie.

Deuxième période. — Les deux observations qui suivent se rapportent à deux cas de paralysie pseudo-hypertrophique arrivée à la période d'état, c'est-à-dire à ces déformations musculaires qui impriment le cachet spécial à la maladie et permettent de la diagnostiquer à distance. A ce moment, en effet, il n'y a plus d'hésitation possible, plus de discussion permise, le nom de l'affection est, pour ainsi dire, inscrit sur les membres des jeunes sujets.

Nos deux petits malades sont deux frères, âgés l'un de 8 ans et demi, l'autre d'une dizaine d'années, et atteints tous deux également vers l'âge de 7 ans. Nous commencerons par le plus jeune qui, présentant des symptômes moins avancés de paralysie pseudo-hypertrophique, nous fournit un cas intermédiaire à celui de notre première observation et à celui de son frère aîné, dont la faiblesse et les déformations sont, comme nous le verrons, des plus accentuées et des plus typiques.

Observation II. — *Paralysie pseudo-hypertrophique à la deuxième période.* — Le nommé D... (Henri), âgé de 8 ans et demi, entre le 21 avril 1884, dans le service de M. Cadet de Gassicourt, salle Lugol, n° 29.

Antécédents héréditaires. — Le *père* est le produit d'une grossesse gémellaire, il est d'ailleurs bien portant. Toutefois c'est un homme très grand, très maigre, peu musclé; il a eu la syphilis en 1860, mais n'a pas eu d'accidents depuis 1863; il paraît en outre avoir quelques habitudes d'alcoolisme.

La *mère* est très forte, bien portante, mais n'ayant pas d'appétit et mangeant très peu surtout pendant qu'elle est enceinte et qu'elle nourrit.

Les *grands parents paternels* sont morts accidentellement, assez âgés; l'un à 72 ans, l'autre à 74 ans; on ne trouve rien non plus du côté des *grands parents maternels.*

C'est le cinquème enfant de la famille. Les parents ont eu 7 enfants (7 garçons) dont les 3 premiers ont succombé en bas âge :

L'aîné qui était très fort, est mort presque en naissant.

Le deuxième est mort à 3 mois (pendant le siège).

Le troisième a été enlevé par l'athrepsie.

Le quatrième est celui dont nous rapportons l'histoire dans l'observation III.

Le cinquième est celui qui fait l'objet de la présente observation.

Le sixième est âgé de 3 ans environ.

Enfin, le septième est encore en nourrice.

Antécédents personnels. — Élevé au sein pendant trois mois, puis au biberon par suite de l'insuffisance du lait de sa mère, il n'a jamais eu de signes de scrofule, n'a pas fait de grandes maladies, n'a jamais eu de convulsions. Il a toujours été un peu pâle, et n'a jamais eu beaucoup d'appétit. Il a marché seulement à 2 ans et jusqu'au commencement de 1884, c'est-à-dire jusque vers l'âge de 7 ans, il marchait et courait très bien. C'est vers ce moment qu'il a éprouvé pour la première fois quelque faiblesse dans les jambes ; il a été vu depuis par MM. Bergeron et Jules Simon qui, l'ayant examiné à plusieurs reprises et voyant son frère aîné dejà marqué au sceau de la maladie, n'hésitèrent pas à porter de bonne heure le diagnostic de paralysie pseudo-hypertrophique.

Le début remonte donc à l'âge de 7 ans, c'est-à-dire à environ un an et demi. La parésie des membres inférieurs a été en augmentant peu à peu depuis cette époque; les parents ont en outre remarqué un accroissement de volume de ses mollets, il y a sept ou huit mois, c'est-à-dire un peu moins d'un an après les premiers symptômes de faiblesse des jambes.

A l'entrée, voici ce que nous avons constaté :

C'est un enfant d'un mètre 6 centimètres, assez bien constitué, mais pâle et présentant quelques ganglions cervicaux.

Dans la *station verticale*, on trouve que le ventre est un peu saillant en avant, mais cela tient surtout à un développement un peu exagéré du volume de celui-ci, car on ne constate que fort peu d'ensellure dans la région dorso-lombaire. Il se tient assez bien debout, mais il écarte assez notablement les jambes.

Ce qui attire surtout l'attention chez lui, ce sont les mollets qui sont très volumineux et mesurent chacun 23 centimètres environ; le droit est assez dur; le gauche est moins consistant et reste tel, même lorsqu'on fait contracter les muscles jumeaux.

Lorsqu'on le fait marcher, il tient toujours les jambes écartées et présente au plus haut point le dandinement latéral du tronc à chaque pas, ce qui lui donne la démarche d'un vieux cavalier. Il accuse une grande faiblesse dans ses membres inférieurs, il se fatigue très vite et ne peut rester longtemps debout.

Lorsqu'on lui fait ramasser un objet placé à terre, il se relève facilement, ce qui montre que les extenseurs du rachis sont très peu atteints.

En l'examinant de plus près et dans toutes les régions, nous trouvons sur la partie antéro-externe de chaque cuisse une convexité anormale, surtout marquée du côté gauche, et qui est due à l'augmentation de volume des muscles vastes externes des triceps cruraux; à la partie postérieure de la région fémorale, nous constatons également de légères saillies dépendant des biceps. La cuisse gauche mesure 26 centimètres et demi environ à sa partie moyenne, la droite n'a guère à la même hauteur que 25 centimètres et demi.

Les fessiers ne sont pas ou sont très peu hypertrophiés; les muscles spinaux ne présentent rien d'anormal à la vue.

Il y a un amaigrissement très notable de la partie antérieure du thorax, en particulier des pectoraux.

Les membres supérieurs sont grêles, mais présentent par places des renflements assez peu consistants ; on en trouve au niveau des deux deltoïdes, des triceps brachiaux, surtout dans leur faisceau moyen, et aussi au niveau des deux biceps. Rien d'apparent aux avant-bras qui, toutefois, se durcissent très peu lorsqu'ils entrent en contraction. Il reste une certaine puissance musculaire aux bras ; il faut, en effet, déployer une assez grande énergie pour s'opposer à leurs mouvements ; mais il y a une diminution sensible de force dans les deux mains, et l'enfant ne serre que faiblement les doigts qu'on lui présente.

La sensibilité générale ne semble nullement modifiée. Il n'y a pas de troubles circulatoires, pas de stase sanguine aux membres inférieurs, pas d'abaissement de la température, pas d'exagération dans la sécrétion sudorale aux extrémités inférieures.

La contractilité électro-musculaire, explorée au moyen des courants faradiques, se trouve très manifestement affaiblie dans les muscles jumeaux, dans les vastes externes et dans les muscles hypertrophiés du bras. Un courant assez fort pour provoquer des contractions énergiques sur un enfant du même âge et bien portant n'exerce qu'une action très modérée sur ces muscles.

L'intelligence est assez développée, l'enfant a appris facilement à lire et à écrire ; il présente tous les caractères d'un esprit assez vif.

Les fonctions générales (digestion, circulation, respiration) se font bien ; toutefois il est toujours pâle et a très peu d'appétit.

Pendant son séjour à l'hôpital son état est resté stationnaire, on n'a constaté aucune aggravation pendant les cinq mois qu'il y a passés. Se levant toute la journée, il descendait jouer dans la cour avec ses camarades, mais évitait de courir, marchait lentement et avec attention, s'asseyait souvent à cause de la fatigue qui arrivait très vite. Il avait assez de peine à monter les escaliers et on le voyait toujours s'aider de ses bras pour prendre un point d'appui solide sur la rampe.

Le traitement a consisté en toniques (vin de quinquina, sirop d'iodure de fer, huile de foie de morue) et en électrisations, deux fois par semaine, au moyen des courants faradiques.

Notons encore, qu'il a eu, pendant le temps qu'il a passé avec nous, une rougeole, qui a évolué sans aucune complication d'ailleurs.

Enfin, au mois de septembre, il a été repris par ses parents qui désiraient l'emmener au bord de la mer ; il était alors sensiblement tel que nous l'avions vu cinq mois auparavant lors de son entrée.

Voici donc un jeune garçon, atteint depuis un an et demi environ, se trouvant actuellement dans la deuxième phase de la maladie (phase de pseudo-hypertrophie musculaire) et chez lequel le processus morbide semble subir un temps d'arrêt, comme cela arrive souvent à cette seconde période.

Il est un fait qu'à l'occasion de ce malade nous ferons de suite ressortir, car il a une grande importance dans le sujet qui nous occupe, c'est la différence qui existe, au point de vue de l'impuissance fonctionnelle des muscles, entre nos deux premières observations, lorsqu'on les compare l'une à l'autre. On est, en effet, frappé de voir dans l'observation I un enfant, atteint depuis moins d'un an, présentant à peine un peu de déformation musculaire, se trouver condamné déjà à garder presque continuellement le lit, à cause de la faiblesse de ses jambes, tandis que, dans l'observation II, notre petit malade, quoique bien plus avancé comme signes physiques, peut encore marcher quelque temps sans trop de fatigue, en tous cas, rester levé la plus grande partie de la journée et même descendre ou monter des escaliers.

La contradiction apparente des phénomènes observés dans ces deux cas trouve une explication facile, lorsqu'on connaît bien les allures de la maladie. Il existe, en effet, une loi capitale qui domine la marche de la paralysie pseudo-hypertrophique et sur laquelle on ne saurait trop insister : c'est que l'affaiblissement fonctionnel et le développement hypertrophique des muscles ne marchent pas parallèlement ou ne se succèdent pas forcément l'un à l'autre (la période initiale de paralysie pure, l'atrophie apparente et réelle persistant et augmentant dans certains muscles en sont les meilleures preuves), et que, d'autre part, le degré de l'hypertrophie ne saurait servir à mesurer le degré de l'affaiblissement, comme on peut le constater, par exemple, sur les extenseurs du pied, qui, bien qu'extrêmement volumineux, l'emportent cependant presque toujours sur les fléchisseurs, beaucoup moins développés.

D'une façon générale on peut donc dire que *le volume du muscle ne permet pas de rien préjuger sur l'état de la fonction ; et que le degré d'aptitude fonctionnelle dépend seulement du nombre de fibres susceptibles de se contracter qui persistent dans les faisceaux musculaires.*

Il en ressort, pour nos deux cas particuliers, que l'affaiblissement moins grand chez l'enfant de la deuxième observation prouve simplement une chose, c'est que l'atrophie des fibres musculaires est moins avancée chez lui, malgré le volume considérable de ses membres inférieurs, que chez notre malade, qui, à la fin de la première période seulement, ne présente dans ses muscles que presque pas de modifications extérieures.

Cette discordance entre les troubles de la locomotion et les signes physiques va se trouver encore plus accusée et plus frappante, si nous rapprochons également du premier malade, dont la paralysie est presque complète, malgré l'apparence normale de ses membres inférieurs, le cas suivant, où la possibilité de marcher persiste encore dans une certaine limite, malgré une pseudo-hypertrophie énorme.

Observation III. — *Paralysie pseudo-hypertrophique à la deuxième période.* — Le nommé D... (Maurice), âgé de 10 ans, est entré le 21 avril (en même temps que son frère), à l'hôpital Trousseau, dans le service de M. Cadet de Gassicourt, salle Lugol, n° 30.

Pour les *antécédents héréditaires*, voir l'observation II.

Antécédents personnels. — Né à terme, il a été élevé au sein jusqu'à 10 mois, mais comme sa mère avait très peu de lait, il a été sevré à cet âge et on lui a donné des bouillons ou des soupes. Il n'a marché qu'à 2 ans seulement ; jusqu'à l'âge de 7 ans, il marchait et courait comme les autres enfants. Il ne pouvait toutefois courir très vite, mais cela tenait à des palpitations auxquelles il était fréquemment sujet, dès que sa course était trop rapide.

Pendant une année (de 2 à 3 ans), c'est-à-dire au moment où il a commencé à marcher, il a eu de temps en temps, au dire des parents, de petites chutes avec perte de connaissance de quelques secondes et contracture légère des membres. Depuis l'âge de 3 ans, ces accidents ne se sont pas renouvelés, mais il avait toujours fréquemment des battements de cœur.

Antécédents pathologiques.—C'est à l'âge de 7 ans, au dire du père, qu'on a constaté les premières manifestations de la maladie; l'enfant a commencé alors à avoir de la faiblesse dans les jambes ; il se fatiguait vite, sans jamais d'ailleurs accuser aucune douleur nulle part. La parésie s'est accrue peu à peu, et c'est à 8 ans (c'est-à-dire un an environ après le début) qu'on a commencé à s'apercevoir d'un certain degré de cambrure du rachis et d'une augmentation de volume de ses mollets.

Dans les derniers temps qui ont précédé son entrée à l'hôpital, il a eu quelquefois des crampes dans les deux jambes.

A l'entrée, on constate qu'il présente des symptômes de paralysie pseudo-hypertrophique assez avancée. C'est actuellement un enfant de 10 ans, malade, par conséquent, depuis trois ans ; il a 1 mètre 22 centimètres de taille ; il est pâle, fatigué, amaigri.

Debout et au repos, ce qui frappe surtout chez lui, c'est la cambrure exagérée du rachis avec saillie du ventre en avant, et le volume énorme des fesses, ainsi que nous avons essayé de le représenter dans la figure ci-jointe :

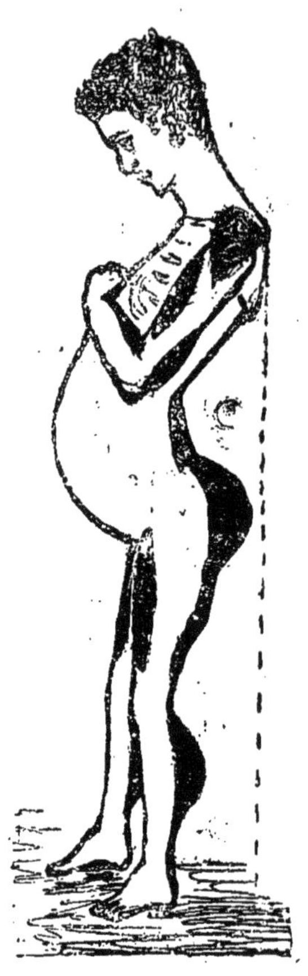

FIGURE 1.
(Les parties ombrées indiquent les muscles hypertrophiés.)

Toute la partie supérieure du tronc se trouve rejetée en arrière pour remédier à la courbure des lombes et lui permettre de garder son équilibre. La verticale, abaissée de l'apophyse épineuse de la septième vertèbre cervicale, passe un peu en arrière du sillon interfessier, et la distance qui sépare cette verticale de la partie la plus profonde de l'ensellure mesure 5 centimètres environ.

Les omoplates sont saillantes en arrière, se détachent du tronc et forment ainsi deux reliefs notables, surtout à leur partie inférieure.

La tête et le cou sont inclinés en avant pour contrebalancer la propulsion en arrière de la partie supérieure du dos.

Les fesses sont très volumineuses, formant deux saillies énormes qui donnent au toucher une sensation de tension et de dureté anormales, même lorsqu'on fait coucher l'enfant et qu'alors les muscles fessiers sont dans le complet relâchement.

Quant aux cuisses, elles sont amaigries d'une façon générale, surtout à leur partie inférieure, ce qui leur donne un aspect fusiforme ; mais elles présentent toutefois, en certains points, des renflements assez notables : en particulier à leur région postéro-externe, au niveau du biceps fémoral, qui présente une convexité et une dureté insolites, surtout du côté gauche. En avant, on trouve aussi les vastes externes et les droits antérieurs un peu renflés dans leur partie supérieure, mais d'une consistance assez molle. Les deux cuisses mesurent 26 centimètres 1/2 environ à leur partie moyenne.

Mais ce sont surtout les mollets qui étonnent par leur volume, comme l'indique la figure précédente. Ils sont très saillants, très accentués, ce sont presque des mollets d'adulte, et ils tranchent, par leurs dimensions exagérées, avec l'émaciation générale. Ils mesurent de chaque côté 25 centimètres dans leur partie la plus saillante et sont au toucher d'une assez grande dureté.

Les masses sacro-lombaires sont peu hypertrophiées ; cependant, on constate un léger relief, de forme allongée, de chaque côté dans la région lombo-sacrée.

Du côté des membres supérieurs, on voit que les bras sont amaigris ; toutefois, les deltoïdes sont augmentés de volume, surtout le gauche, et sont très mous au toucher. Le faisceau moyen du triceps brachial fait également de chaque côté une saillie cylindroïde, peu ferme, particulièrement au bras gauche ; il y a aussi une légère hypertrophie des brachiaux antérieurs.

Les masses musculaires externes et internes des deux avant-bras, dans leur moitié supérieure, sont plus grosses que normalement et restent molles, même lorsqu'elles se contractent.

Pas de déformation ni d'atrophie aux mains.

Il y a un amaigrissement considérable du thorax; les pectoraux sont à peine visibles, les espaces intercostaux très marqués, par suite de la saillie exagérée des côtes.

Rien d'apparent du côté du cou, ni de l'abdomen.

Marche. — Lorsqu'on fait marcher l'enfant, voici ce que l'on constate : à chaque pas, il incline alternativement de côté le tronc, toujours sur le membre inférieur qui porte le poids du corps, ce qui lui donne un dandinement très accentué; par contre, il n'y a pas le moindre écartement des jambes. Dans la progression, la tête et le cou exagèrent leur inclinaison antérieure, comme pour donner un contrepoids aux épaules, plus fortement alors rejetées en arrière.

Ce qui est remarquable, c'est l'effort qu'il fait à chaque mouvement pour ne pas déplacer d'avant en arrière l'équilibre de son thorax, à cause de la faiblesse des extenseurs de la colonne vertébrale. Il lève la jambe lentement et assez haut, fléchissant fortement la cuisse sur le bassin, porte rapidement le pied en avant, la pointe très abaissée, puis il pose doucement le bout du pied sur le sol, rappelant ainsi, pour nous servir d'une comparaison un peu vulgaire mais frappante, la marche de ces chevaux dressés qu'on voit dans les cirques. En outre, à la secousse de chaque pas, il y a une exagération de l'ensellure, une sorte de flexion forcée du rachis sur lui-même, ce qui donne à la partie supérieure du tronc de petits mouvements d'oscillation antéro-postérieure.

Il y a de plus une certaine tendance au pied bot équin; le talon ne touche qu'à peine le sol et quelquefois même en reste un peu écarté, ce qui indique une prédominance d'action des muscles postérieurs de la jambe; il y a déjà aussi un commencement de griffe des orteils, la première phalange étant relevée légèrement, tandis que les deux autres sont fléchies sur elle.

Lorsque l'enfant s'est baissé, il ne se redresse qu'avec beaucoup de difficulté, en appuyant fortement ses deux mains sur ses genoux et en s'aidant de mouvements latéraux (sorte de tortillement en hélice) de la colonne vertébrale.

Il a la plus grande peine à monter un escalier, et pour le faire, il se cramponne de toutes ses forces aux barreaux de la rampe, suppléant ainsi au moyen de ses bras à la faiblesse de ses membres inférieurs et de son rachis.

L'intelligence est très développée, il a appris très facilement à lire, écrire, calculer; c'est un enfant très intelligent.

La sensibilité au tact, à la douleur, à la température est conservée.

L'exploration électrique pratiquée avec soin au moyen des courants faradiques nous a permis de constater un affaiblissement très notable de la contractilité électro-musculaire dans tous les muscles augmentés de volume : aux mollets surtout, à la partie postérieure de la cuisse gauche, aux triceps cruraux, aux deltoïdes, au triceps brachial gauche, aux masses sacro-lombaires, aux fessiers ; et même dans quelques muscles non hypertrophiés, en particulier à ceux de la région antérieure de la jambe, aux pectoraux et aux muscles de l'épaule.

Les fonctions de la respiration, de la digestion, de la circulation se font bien ; nous ne trouvons au cœur rien qui puisse expliquer les accès de palpitations qu'il a eus autrefois. Cependant aux pieds et à la partie inférieure des jambes, il y a une stase sanguine habituelle qui se traduit par une coloration violacée ; il y a également une exagération de la sécrétion sudorale de ces parties, qui sont presque toujours couvertes de sueur et dont la température est un peu abaissée.

L'enfant a toujours mouillé un peu son lit, d'une façon irrégulière, depuis sa naissance, malgré les menaces ; cela lui arrivait tous les 8 jours en moyenne. Depuis qu'il est malade, cela n'a pas augmenté, mais la difficulté à se retenir persiste, et il lui arrive d'uriner au lit lorsqu'on ne lui donne pas rapidement le vase.

Il a eu à l'hôpital la rougeole en même temps que son frère dont il était le voisin, sans aucune complication du reste.

Le traitement a consisté en toniques et en électrisations fréquentes (courants faradiques).

Pendant son séjour à l'hôpital qui a duré cinq mois, il n'y a pas eu de modification notable dans son état, ni en bien, ni en mal ; enfin au mois de septembre il a été repris par ses parents en même temps que son frère, et emmené au bord de la mer.

Les deux enfants dont nous venons de rapporter l'histoire, sont, comme on a pu en juger, deux exemples frappants de la deuxième période de maladie ; atteints tous deux à 7 ans environ, ils en sont maintenant à des phases un peu différentes du processus pathologique et qui sont en rapport avec leur âge respectif.

Chez eux le début de cette deuxième période a été classique.. après un stade de faiblesse des extrémités inférieures ayant duré quelques mois, on a vu survenir une augmentation de volume des mollets, puis consécutivement et peu à peu l'hypertrophie s'est étendue à d'autres groupes musculaires. Ce mode de début par les gastro-cnémiens est certainement de beaucoup le plus fréquent, mais il n'est cependant pas fatalement le seul qu'on puisse observer, comme on pourrait le croire en consultant les auteurs. Nous avons vu en effet, dans notre observation I, que le petit malade, à la limite des deux premières périodes, ne présente pourtant rien d'apparent du côté de ses jumeaux, tandis qu'il possède déjà quelques déformations au niveau de la partie antérieure de la cuisse. Tout récemment M. Cadet de Gassicourt (communication orale) a eu l'occasion d'observer un nouveau cas de paralysie pseudo-hypertrophique dans lequel existent les signes pathognomoniques (faiblesse des jambes, légère ensellure, dandinement pendant la marche) ; or il n'a pas trouvé de développement notable des mollets, tandis qu'il a pu constater sur les vastes externes et les droits antérieurs des renflements mollasses caractéristiques. D'un autre côté, Mahot (1), dans sa thèse inaugurale, cite, à titre de rareté extrême le début par les fesses qui étaient énormes, tandis que les mollets et les cuisses n'étaient pas hypertrophiés, chez un enfant atteint de parésie des jambes depuis quelques mois.

Ces faits montrent donc qu'il peut y avoir au début de la deuxième période quelques variétés dans l'ordre d'envahissement des muscles et que si, le plus souvent, ce sont les jumeaux qui ouvrent la scène, dans quelques cas, les fessiers, les triceps cruraux peuvent être les premiers à être atteints par la pseudo-hypertrophie musculaire.

En tous cas l'on peut dire que les muscles antérieurs de la cuisse et ceux des fesses semblent être un siège de prédilection de l'affection, car nous avons trouvé les premiers atteints et

(1) Mahot. *Loc. cit.*, p. 12 et 22.

plus ou moins déformés chez nos quatre malades et les seconds sont notés comme envahis dans la plus grande partie des observations rapportées par les différents auteurs.

Après ces muscles, ceux qui paraissent le plus fréquemment atteints sont : les spinaux lombaires, les masses musculaires de la partie postérieure ou interne de la cuisse, le carré lombaire (nous en aurons un exemple dans notre observation IV), et aux membres supérieurs : les deltoïdes surtout, les faisceaux du triceps brachial et les biceps. Nous avons constaté presque toutes ces localisations chez nos deux petits malades ; ce sont les plus fréquentes mais non les seules qu'on puisse rencontrer, car presque tous les muscles peuvent être envahis.

Dans l'observation de M. Bergeron rapportée dans le mémoire de Duchenne et représentée par une figure frappante dans la 3e édition de l'Électrisation localisée (*fig.* 153), l'hypertrophie avait envahi tous les muscles, sauf les pectoraux et les sterno-mastoïdiens, et s'était étendue même à ceux de la face : « toutes les masses musculaires, dit-il, présentent un volume véritablement monstrueux pour l'âge de l'enfant qui rappelle très exactement l'hercule Farnèse et les études de musculature de Michel-Ange ».

Meryon et Coste rapportent également des faits de généralisation à tous les muscles du corps ; dans l'un d'eux même se trouve notée l'hypertrophie des muscles de la langue. Dans deux observations, l'une de Coste et Gioja, l'autre de Rinecker, il est question de l'hypertrophie du cœur, mais on peut se demander si l'on n'a pas eu affaire dans ce cas à une complication accidentelle et si cette altération doit être imputée à notre maladie.

Les faits de généralisation auxquels nous venons de faire allusion sont d'ailleurs tout à fait exceptionnels, et le plus souvent l'augmentation de volume des muscles reste localisée aux principaux groupes que nous avons mentionnés plus haut ; quelquefois même elle peut rester cantonnée dans un seul, presque toujours alors la masse musculaire des mollets.

En tous cas ce qui est remarquable et tout à fait spécial à la maladie qui nous occupe, c'est la marche symétrique et ascendante qu'affecte dans son envahissement progressif la déformation pseudo-hypertrophique, lorsqu'elle s'étend, comme c'est la règle ordinaire, à plusieurs départements musculaires. Les deux muscles de même nom sont atteints simultanément, quelquefois il est vrai, à un degré un peu différent (nous l'avons constaté plusieurs fois dans nos observations), mais toujours, quand l'un d'eux est pris, on peut être sûr de trouver quelque chose aussi chez celui du côté opposé. D'autre part, les membres supérieurs sont invariablement envahis après les membres inférieurs, et le plus souvent on peut voir, comme chez nos deux frères, la déformation débutant par les mollets monter progressivement aux cuisses, puis aux fesses et aux lombes et enfin arriver par la suite aux muscles de l'épaule et des bras.

Il est rare que les muscles hypertrophiés aient la consistance des muscles sains; ils sont le plus souvent mous, pâteux, même lorsqu'on les fait contracter. Il existe cependant à cet égard quelques exceptions : nous avons vu, par exemple, les mollets et les fessiers de notre troisième enfant, bien que considérables (par conséquent profondément atteints), présenter une dureté et une tension assez grandes, même à l'état de repos complet. Ces différences doivent tenir à une inégale répartition et à une inégale abondance suivant les cas du tissu adipeux et du tissu lamineux; la dureté pouvant résulter d'une prédominance de ce dernier tissu ou d'une accumulation énorme de graisse au milieu des travées conjonctives.

En opposition aux muscles que nous avons désignés comme s'hypertrophiant le plus souvent, nous devons signaler ceux qui, au contraire, paraissent réfractaires à l'envahissement scléro-graisseux. Les grands pectoraux sont presque invariablement respectés, tandis que l'on trouve quelquefois les petits pectoraux hypertrophiés ; la déformation ne se rencontre pour ainsi dire jamais non plus sur les rhomboïdes, sur les dentelés, ni sur les muscles de la partie antérieure de la jambe ; enfin il est tout à fait exceptionnel de la voir gagner le cou ou la tête.

Il nous reste à relever encore quelques particularités présentées par nos deux petits malades. Nous avons vu que tous les deux, ils présentaient à des degrés différents cette ensellure qui démontre la faiblesse des extenseurs de la colonne vertébrale et dans laquelle c'est la sangle abdominale qui limite l'incurvation de cet axe osseux et lui sert de point d'appui. Duchenne (de Boulogne) dans son mémoire (1) insiste sur les caractères de cette attitude vicieuse qu'il désigne sous le nom de *lordose paralytique des spinaux lombaires*, la séparant d'une autre espèce de cambrure qu'il nomme *lordose paralytique des muscles de l'abdomen*, principalement par ce fait que dans la première le fil à plomb tombant de l'apophyse épineuse, située sur le plan le plus postérieur, passe à une distance plus ou moins grande de la face postérieure du sacrum. On peut le constater dans notre figure. Ce qui prouve bien que cette attitude du tronc, dans laquelle la ligne de gravité est ainsi portée en arrière du promontoire, est réellement due à la faiblesse des spinaux lombaires, c'est que dès qu'on veut empêcher, comme nous avons essayé de le faire chez l'aîné de nos deux frères, ce renversement du tronc en arrière dans la station debout, le corps tombe en avant sans que l'enfant puisse se redresser autrement qu'à l'aide de ses mains appuyées successivement sur ses jambes et ses cuisses, jusqu'à ce qu'il soit arrivé à la rectitude.

Nous avons également constaté chez ces deux mêmes enfants les inclinaisons latérales et alternatives du tronc pendant la marche, qui sont produites d'après Duchenne (2) par la faiblesse des muscles moyen et petit fessiers. Ce dandinement, qu'on observe aussi quelquefois chez l'enfant qui commence à marcher, mais qui est alors très peu prononcé et ne tarde pas à disparaître, semble à cet auteur appartenir en

---

(1) Duchenne. *Arch. gén. de méd.*, fevrier 1868, p. 182.

(2) Duchenne. *Physiologie des mouvements*, 1866, p. 340.

propre à la paralysie pseudo-hypertrophique, car il ne l'a jamais observé chez les enfants atteints des autres espèces de paralysie.

Mais il est un symptôme que l'on trouve noté dans presque toutes les observations, qui existait chez le plus jeune de nos deux frères et que nous avons été étonnés de ne pas rencontrer chez l'aîné, malgré la parésie plus accentuée de ses membres inférieurs, c'est l'écartement de ses jambes pendant la marche ou la station. Cet écartement instinctif, qui assure mieux l'équilibre en agrandissant la base de sustentation, est en effet rapporté par les auteurs à la faiblesse des membres inférieurs. Mais peut-être y a-t-il à faire une certaine réserve au sujet de cette interprétation; l'exception précédente nous semble l'imposer et d'ailleurs Duchenne (de Boulogne) (1) exprime dans son mémoire quelque doute à cet égard : « Il ne me paraît pas, dit-il, occasionné seulement par la faiblesse des membres inférieurs; je ne l'ai pas en effet observé, à ce degré du moins, dans d'autres maladies, chez des enfants dont les membres inférieurs étaient encore plus affaiblis. »

Il y a aussi une particularité qui est notée dans l'observation de M. Bergeron, rapportée dans le même mémoire (2), et dont nous avons pu vérifier l'exactitude chez nos malades, c'est que l'enfant ne peut marcher ou marche difficilement lorsqu'on le tient par le bras ou la main, tandis que, livré à lui-même, il se tire mieux d'affaire, en ce sens qu'il opère à volonté les mouvements qui lui sont nécessaires pour se maintenir en équilibre.

Enfin nous ferons une remarque au sujet de nos deux petits malades, c'est que ce sont deux frères, actuellement les aînés de la famille, par suite du décès en bas âge des autres enfants nés avant eux. Ce rapprochement nous avait déjà frappés, mais nous ajouterons que pendant leur séjour à l'hôpital nous avons eu l'occasion d'observer deux fois leur frère puîné, âgé

(1) Duchenne. *Arch. gén. de méd.*, février 1868, p. 181.

(2) Duchenne. *Arch. gén. de méd.*, janvier 1868.

alors de 2 ans et demi environ, et que nous avons déjà constaté chez lui quelques symptômes qui nous ont fait penser au début d'une affection semblable : il avait en effet peu de force dans ses jambes qu'il tenait en outre un peu écartées dans la marche ou la station ; il se fatiguait assez vite, au dire des parents, lorsque la marche était un peu prolongée, et ses mollets nous ont semblé avoir un volume un peu développé pour un enfant de son âge.

Ce fait est loin d'être rare et les auteurs, en particulier Coste, Meryon, Heller, Griesinger, Lutz, Seidel, nous rapportent chacun l'histoire de 2, 3, 4 enfants de la même famille frappés successivement ; un des malades de la thèse de Mahot était le frère de celui qui est mort dans le service de M. Bergeron et qui a servi aux recherches du professeur Charcot. Ces relations nous révèlent en outre la prédilection frappante de la maladie pour le sexe masculin, prédilection qui est affirmée d'ailleurs par les chiffres de la statistique générale (88,5 pour 100) ; on voit en effet le plus souvent dans ces observations les garçons frappés à l'exclusion des filles, comme dans l'observation de Meryon où sur 8 enfants, les 4 filles restèrent bien portantes tandis que les 4 garçons furent pris et succombèrent. On a même signalé ce fait que lorsque la maladie atteint le sexe féminin, elle se développe en moyenne beaucoup plus tard que chez les garçons, nouvelle preuve de l'inégale prédisposition des deux sexes.

Lorsque la maladie décime ainsi les enfants d'une même famille, on peut se demander quelle peut être l'influence congénitale ou héréditaire qui préside à son développement. Il n'est pas d'exemple de la transmission directe de l'un des parents aux enfants, puisqu'il s'agit d'une affection qui enlève ses victimes avant l'âge de la puberté, bien qu'on ait cité quelques cas exceptionnels chez des adultes. Mais quelques faits tendent à prouver que les filles, qui semblent si réfractaires à la maladie dont sont atteints leurs frères, peuvent en revanche la transmettre à leurs enfants. Dans la plupart des cas, il faut l'avouer, on ne trouve aucune trace d'hérédité ni du côté des parents ni même du côté des ascendants ; nous n'avons dans nos observations rien pu découvrir non plus à cet égard. Pourtant on ne peut nier qu'il existe une prédisposition incontestable créée par l'âge, par le sexe et quelquefois par la naissance

On a prétendu que certaines causes accessoires étaient susceptibles d'exagérer cette prédisposition individuelle. On a signalé à ce point de vue les logements froids et humides (nous avons relevé ce détail dans notre obs. II), la scrofule, les exanthèmes fébriles, des convulsions dans la première enfance (nous les avons notées dans l'obs. III) ; mais ces causes sont bien banales et, en tous cas, ne doivent jouer qu'un rôle bien secondaire dans le développement de la maladie.

Troisième période. — La pseudo-hypertrophie musculaire, arrivée en un an ou deux au maximum qu'elle doit atteindre comme volume et comme extension, subit, nous l'avons vu, ainsi que tous les autres symptômes qui ont augmenté avec elle, un temps d'arrêt de plusieurs années pendant lequel la situation des malades reste stationnaire ou s'amende même momentanément. Les deux dernières observations nous ont fourni deux exemples de cette période d'état.

Mais cette phase trompeuse et souvent encore pleine d'illusions pour les parents, n'a malheureusement qu'une durée limitée et l'on voit alors la maladie entrer dans une nouvelle et dernière période, celle de la généralisation et de l'aggravation de la paralysie.

L'impuissance motrice des membres inférieurs devient plus ou moins complète et condamne à jamais les pauvres enfants à rester constamment couchés ou assis. L'affaiblissement musculaire s'étend aux membres supérieurs qui avaient été jusqu'alors, ou complètement respectés, ou en tous cas peu atteints ; il envahit les muscles du tronc et du cou.

Mais ce qui caractérise cette période, c'est que les muscles parésiés, au lieu de grossir comme dans la phase précédente, s'amaigrissent et même s'atrophient pour la plupart ; ce qui rend le contraste des plus frappants entre eux et les muscles primitivement atteints qui ont conservé leur volume exagéré de la 2e période.

Arrivé à cet état, le malade végète encore quelques années dans le marasme, jusqu'à ce qu'une affection intercurrente vienne mettre un terme à sa triste existence.

Dans le cas suivant nous rapportons un exemple de la maladie parvenue à cette lamentable période.

Observation IV. — *Paralysie pseudo-hypertrophique à la 3e période. — Pieds bots varus équins.*

Antécédents héréditaires nuls: père et mère bien portants; rien du côté des ascendants; pas de frère ni de sœur.

Antécédents personnels. Nourri au biberon pendant dix-huit mois, l'enfant a toujours été d'une santé chancelante ; il a été successivement atteint de broncho-pneumonie, de rougeole et de fièvre typhoïde.

Le début de la maladie échappe ; néanmoins il paraît s'être montré de bonne heure, car l'enfant n'a marché que vers 2 ans 1[2 à 3 ans et les parents disent avoir remarqué dès son jeune âge le développement de ses membres inférieurs. D'ailleurs la marche n'a jamais été très facile ni très sûre ; il a toujours éprouvé une certaine faiblesse des jambes ; il marchait mal, se fatiguait vite lorsqu'il jouait et courait ; il lui arrivait souvent de tomber.

C'est vers l'âge de 4 ans qu'une certaine tendance au pied-bot a commencé à se manifester ; depuis, elle a été toujours en augmentant. Il a pu néanmoins marcher jusqu'à 6 ans, mais il le faisait de plus en plus mal, se fatiguait très vite et la déformation des membres inférieurs s'exagérait continuellement. L'aspect et la démarche paraissent avoir été caractéristiques pendant cette période : il y avait une ensellure très marquée, un développement énorme des mollets et des fesses ; il écartait fortement les jambes et se dandinait à chaque pas. En outre, dans les derniers temps, le talon ne touchait presque plus le sol et le pied se renversait en dehors. Enfin à 6 ans 1[2 il a cessé complètement de marcher par suite de l'augmentation du varus équin et probablement aussi de la paralysie pseudo-hypertrophique. L'état général s'est conservé bon jusqu'à ce qu'il soit forcé de garder le lit.

A l'*entrée* à l'hôpital, en 1881, alors qu'il avait 8 ans 1/2 environ, voici ce que l'on a constaté :

La déviation des pieds est très prononcée, l'extrémité antérieure du pied est fortement inclinée en bas et portée en dedans ; la face dorsale est devenue antérieure et forme une convexité très accentuée en dehors par la saillie de la tête de l'astragale. Le bord externe du pied est légèrement convexe, le bord interne est fortement excavé et regarde en bas et en arrière. Les muscles du mollet, surtout les jumeaux, sont extrêmement volumineux ; ils sont en outre très rétractés ; les tendons d'Achille sont fortement tendus et l'on ne peut vaincre leur résistance. En avant, le tendon de l'extenseur du gros orteil est rétracté de chaque côté, de telle sorte que ces deux orteils sont fortement étendus sur les métatarsiens.

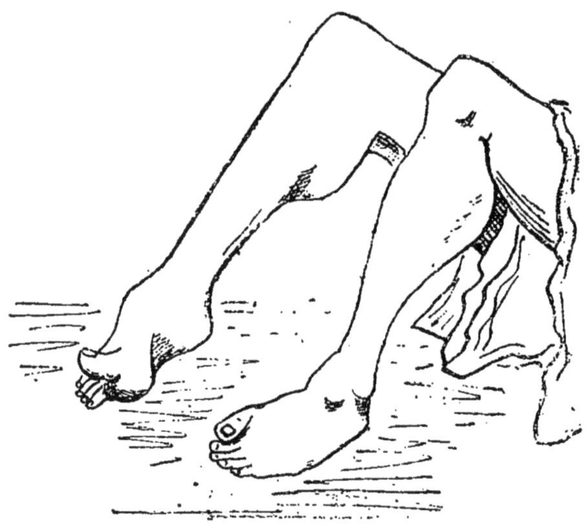

FIGURE 2.

Si l'on essaye de faire marcher l'enfant, on voit que le pied porte sur le sol par le bord externe et se renverse de telle sorte qu'il s'appuie sur le parquet par la partie externe de sa face dorsale ; la marche est par suite absolument impossible.

On constate en outre le volume énorme des fesses et des masses sacro-lombaires.

L'enfant est un peu pâle, mais pourtant son apparence est celle de la santé ; l'état général est assez bon ; il a toutefois de temps en temps de la diarrhée pendant quelques jours.

On institue un traitement tonique : huile de foie de morue, vin de quinquina, sirop d'iodure de fer.

On nous dit que depuis son entrée le petit malade a beaucoup pâli et s'est notablement amaigri surtout du tronc et des membres supérieurs.

En 1884, lorsque nous voyons, pour la première fois, l'enfant, qui a 12 ans alors, et qui garde le lit depuis l'âge de 7 ans, nous sommes, en effet, frappés à première vue du contraste qui existe entre ses membres inférieurs qui sont énormes (surtout les jambes et les fesses) et la partie supérieure du corps qui est grêle, émaciée, láissant voir toutes les saillies du système osseux. Il est pâle, cependant les fonctions générales se font encore assez bien, sauf toujours un peu de diarrhée de temps en temps.

La déformation des membres inférieurs est la même que dans la description précédente, faite il y a trois ans ; même attitude des deux pieds qui sont en varus équin très prononcé, ainsi que nous avons essayé de le représenter dans la figure ci-jointe :

Les tendons d'Achille forment deux cordons durs, inextensibles, et il est impossible, quelque force qu'on déploie, d'obtenir le redressement du pied sur la jambe. Nous retrouvons également l'extension forcée du gros orteil de chaque côté, comme le montre aussi la figure précédente.

Les mollets sont énormes et mesurent 26 cent. environ. La consistance de celui du côté gauche est dure, même à l'état de repos ; sa dureté augmente lorsque l'enfant fait quelques tentatives de contraction ; celle du droit est un peu plus molle, plus élastique même lorsqu'il se contracte. La partie inférieure des jambes est émaciée ; il y a là une atrophie manifeste qui leur donne un aspect fusiforme et fait ressortir encore davantage le volume des mollets.

Les cuisses, atrophiées aussi inférieurement, sont légèrement hypertrophiées à leur partie supérieure, surtout en avant ; les deux vastes externes sont particulièrement augmentés de volume dans leur moitié supérieure et forment deux saillies allongées, très peu consistantes. Les cuisses mesurent, à leur partie moyenne, 27 centimètres, c'est-à-dire 1 centimètre seulement de plus que les mollets.

Les fesses sont énormes et excessivement molles au toucher.

Le tronc est très amaigri ; les pectoraux ont presque complètement disparu ; les clavicules en avant, les omoplates en arrière forment des saillies très accusées ; les espaces intercostaux sont creusés et les côtes visibles à distance ; il y a donc une atrophie notable de tous les muscles de la partie supérieure du corps.

Le sternum présente en outre une déformation rachitique très manifeste; il est très saillant dans sa partie inférieure, en carène, et de plus asymétrique, dévié à gauche.

Dans la région lombaire on trouve deux saillies considérables formées par les muscles spinaux, saillies qui augmentent par la contraction de ces muscles et qui forment alors deux reliefs cylindroïdes, de consistance assez ferme, de chaque côté de la colonne vertébrale. Au-dessus et en dehors de ces saillies, on constate deux petites masses hémisphériques, mollasses, dues évidemment aux muscles carrés cruraux augmentés de volume et altérés dans leur texture.

L'enfant ne peut se redresser seul de la position horizontale, mais lorsqu'on l'a aidé à se relever, il garde assez bien la position assise, ayant toutefois une tendance à s'incliner en avant et tenant toujours le dos courbé par suite de la faiblesse extrême des extenseurs de la colonne vertébrale. C'est dans cette attitude que se dessinent le mieux les deux énormes saillies, en forme de bourrelets, constituées par les masses sacro-lombaires.

Les membres supérieurs sont très émaciés, atrophiés même dans leur ensemble, mais il existe en certains points des déformations dues à de la pseudo-hypertrophie musculaire. C'est ainsi que, sur le moignon de l'épaule décharnée d'une façon générale et laissant voir toutes les saillies de la clavicule et de l'omoplate, on trouve de chaque côté une petite masse allongée, d'une grande mollesse, dépendant manifestement d'un groupe de fibres musculaires du deltoïde. Aux bras, les biceps sont peu modifiés, mais les triceps présentent des augmentations de volume partielles, en particulier de leurs faisceaux moyens et externes. Les avant-bras sont un peu atrophiés, inférieurement surtout, mais présentent sur leurs bords des saillies peu volumineuses, mais assez dures, dues à l'accroissement de volume des muscles épitrochléens et épicondyliens.

La main est amaigrie ; les muscles des éminences thénar et hypothénar, les muscles interosseux sont manifestement atrophiés ; le creux de la main s'est accentué.

L'enfant n'a d'ailleurs aucune force dans le bras ni dans la main ; c'est à peine s'il peut manger seul, et, lorsqu'il le fait, il se penche le plus qu'il peut en avant pour porter sa bouche au-devant de la nourriture, de façon à restreindre autant que possible le travail de son membre supérieur. Si nous lui disons de nous serrer les doigts, c'est à peine si nous sentons la pression qu'il exerce sur nous.

On ne trouve rien d'apparent du côté du cou, de la face, ni des muscles de l'abdomen; les battements du cœur sont normaux, pas de modification de volume de cet organe; pas de troubles de la circulation du côté des membres inférieurs.

La sensibilité ne paraît pas modifiée; peut-être toutefois y a-t-il un peu d'augmentation de la sensibilité à la douleur.

L'exploration électrique, faite au moyen des courants faradiques, montre un affaiblissement marqué de la contractilité électro-musculaire dans tous les muscles, mais surtout dans ceux qui sont augmentés de volume; à la jambe, cependant cet affaiblissement paraît moins grand aux mollets qu'aux muscles de la partie antérieure, notablement atrophiés.

L'intelligence est modérément développée; cependant l'enfant sait lire, écrire, calculer assez bien.

Notons encore ce détail, qu'il a du mal à retenir ses urines et qu'il lui arrive de temps en temps de faire malgré lui dans son lit, si l'on ne se presse pas de lui donner le vase.

Examen histologique des muscles. — Un fragment du jumeau gauche obtenu par excision (1) nous a montré les altérations caractéristiques de la paralysie pseudo-hypertrophique à une période avancée; sur des coupes transversales, après durcissement, nous avons trouvé la préparation composée presque exclusivement de masses de cellules adipeuses; au sein de ces masses se voyaient des tractus conjonctifs isolés, sans faisceaux musculaires, et de loin en loin des faisceaux musculaires enveloppés par des fibrilles conjonctives. Les rares fibrilles musculaires séparées par dissociation étaient pâles, fines, mais sans dégénérescence granulo-graisseuse et conservaient toutes leur striation.

(1) Nous n'avons pu employer, en effet, l'emporte-pièce histologique de Duchenne (de Boulogne), car cet instrument entraînant les îlots de tissu conjonctif de préférence aux agrégats de cellules adipeuses qu'il saisit beaucoup plus difficilement entre ses mors, convient mal aux régions où le tissu graisseux est surabondant.

Des parcelles prises à des muscles peu atteints (biceps brachial, couturier) au moyen de l'emporte-pièce histologique de Duchenne nous ont montré les mêmes lésions, avec cette différence que le tissu conjonctif était prédominant et ne contenait dans ses mailles que très peu de vésicules adipeuses.

Voici donc un cas typique de paralysie pseudo-hypertrophique arrivée à sa dernière période, à cette phase qu'on pourrait appeler, pour ainsi dire, période atrophique. Ce qui domine, en effet, à ce moment, c'est l'atrophie non moins apparente que réelle des masses musculaires paraissant épargnées jusqu'alors, atrophie plus ou moins considérable suivant les cas, mais qui a tendance à se généraliser de plus en plus et qui marche de pair avec la perte toujours croissante de la motilité, contrairement à ce qui peut avoir lieu dans certains cas pour la pseudo-hypertrophie.

Cette atrophie s'étend, ainsi que nous l'avons vu, plus spécialement à la partie supérieure du corps, aux groupes musculaires du thorax, de la colonne dorsale, de l'omoplate, du cou, des bras et des mains ; mais elle atteint souvent certains muscles du bassin ou des cuisses (en particulier les psoas, les adducteurs) et peut gagner aussi ceux de l'abdomen.

Elle se dissémine parfois irrégulièrement et le même muscle, dans quelques cas, peut être hypertrophié sur un point et atrophié sur un autre ; nous en avons cité des exemples, entre autres à propos des deltoïdes et des triceps brachiaux de notre dernier malade.

En même temps, la paralysie fait d'incessants progrès, ainsi que les troubles fonctionnels : l'élévation des bras devient difficile, puis impossible ; les autres mouvements des membres supérieurs s'affaiblissent peu à peu, puis se perdent complètement.

Nous avons vu dans l'observation précédente que l'enfant a beaucoup de peine à se mouvoir dans son lit ; les mouvements volontaires de ses bras sont très affaiblis, et pour manger seul, il est obligé de baisser la tête et de la porter au-devant de sa nourriture qu'il a peine à soulever. Il ne résiste pas à la plus légère pression exercée sur sa tête, ce qui montre le peu de force de ses muscles rachidiens. Nous avons en outre fait remarquer que, dans la situation assise, il présente une convexité postérieure de la région dorsale, à l'inverse de l'ensellure constatée chez les malades moins paralysés qui peuvent encore se tenir debout. Cette courbure dorsale, qui se rencontre dans les phases un peu avancées de la maladie chez tous les sujets, lorsqu'ils sont assis, relève, ainsi que la cambrure exagérée qu'ils possèdent lorsqu'ils sont debout, de la même cause : de la faiblesse de la colonne vertébrale. La différence d'attitude, dans ces deux conditions opposées, tient à ce que, dans la situation assise, le centre de gravité pouvant être reporté antérieurement sans que l'équilibre en soit troublé, l'enfant, ne redoutant plus de tomber en avant, se laisse entraîner par le poids du corps; il se forme alors une *cyphose* plus ou moins prononcée, qui remplace la lordose de la station debout et de la marche.

La faiblesse de la colonne vertébrale joue en effet un rôle important dans la maladie qui nous occupe et reste toujours prédominante. C'est encore à cette faiblesse extrême, jointe à celle des muscles psoas, qu'il faut attribuer la difficulté qu'éprouvent les enfants à se redresser de la position horizontale, comme nous l'avons montré pour notre petit malade. Lorsqu'ils sont couchés, en effet, c'est avec le concours exclusif des bras qu'ils parviennent péniblement à s'asseoir dans leur lit, en se cramponnant à leurs couvertures ; mais la faiblesse des membres supérieurs vient-elle à être considérable, comme c'était le cas chez notre dernier enfant, ils n'y arrivent plus du tout, si l'on ne vient à leur aide.

Dans cette triste situation, comme la maladie ne gagne pas le cou et n'atteint ni le diaphragme ni les muscles respirateurs, aucun organe essentiel n'étant lésé, la vie peut encore se prolonger longtemps, et il n'est pas possible d'assigner de durée à cette période terminale qui finit le plus souvent d'une façon brusque par le fait d'une maladie intercurrente, ordinairement d'une affection pulmonaire.

Dans l'observation précédente il est encore un point important sur lequel nous devons appeler l'attention : c'est l'existence des pieds bots qui y sont si accentués. Le varus équin bilatéral est, en effet, d'après les auteurs, une des déformations les plus constantes de la paralysie pseudo-hypertrophique; mais c'est, en général, un phénomène assez tardif, qui ne se montre que dans les périodes assez avancées. On a pu le constater déjà dans l'observation III, où nous avons signalé une légère tendance au pied bot et à la griffe des orteils. Dans l'observation de la thèse de Mahot (1) où ce symptôme est noté, il s'est produit également assez tard, ainsi que dans un fait rapporté par le Dr Balthazar Foster (2).

Toutefois, chez notre dernier enfant, nous devons reconnaître qu'il y a eu exception à cette règle générale ; la déformation semble avoir débuté d'assez bonne heure (6 mois à un an après les premiers signes observés), et avoir été assez vite (en 2 ans et demi), le principal obstacle à la station debout et à la marche.

Quoi qu'il en soit, lorsqu'elle se montre, cette déformation est toujours la même et son mécanisme invariable. Les pieds bots sont doubles et appartiennent à la variété équin varus ; peu prononcés d'abord ; ils augmentent progressivement jusqu'à ce que le malade ne puisse plus appliquer le talon sur le sol ; en même temps le dos du pied se place dans l'axe du tibia, le bord interne s'élève, la voûte plantaire se creuse et les premières phalanges se mettent peu à peu en extension forcée sur les métatarsiens, tandis que les deux dernières sont infléchies, ce qui donne aux orteils la forme d'une griffe. Chez notre petit malade nous avons pu constater cette disposition

---

(1) Mahot. *Loc. cit.*, p. 15.

(2) Balthazar Foster. *Paralysie pseudo-hypertrophique au 3e degré.* (*The Lancet*, 18 avril 1874.)

qui manque toutefois aux gros orteils dont la dernière phalange n'est pas fléchie et qui sont dans une extension forcée et totale ; c'est même là un fait anormal dont nous n'avons trouvé signalé aucun exemple dans les monographies.

Ces équins reconnaissent pour cause, d'après Duchenne (de Boulogne) (1), l'énorme prédominance d'action des extenseurs du pied sur les fléchisseurs, car, dans ces cas, l'extension du pied se fait assez puissamment, tandis que sa flexion est toujours d'une extrême faiblesse, ce qui, d'après le même auteur, doit produire la rétraction des extenseurs du pied. Ils ressemblent aux équins résultant de la contracture ou de la rétraction du triceps jambier ; mais ils sont irréductibles, ainsi que nous l'avons fait remarquer chez notre malade, et cette irréductibilité permet de les distinguer des équins par contracture qu'on observe dans les affections cérébrales.

Pour compléter l'étude des symptômes de la paralysie pseudo-hypertrophique, nous devons encore parler de la *contractilité électro-musculaire*, de la *sensibilité* et de certains phénomènes morbides inconstants qui se trouvent signalés dans quelques observations particulières.

Nous avons vu que la contractilité faradique, qui ne paraît pas modifiée dans l'observation I, se trouve diminuée d'une façon plus ou moins notable dans les trois autres ; dans les deux dernières, cette diminution est des plus manifestes et se constate non seulement dans les muscles augmentés de volume, mais encore dans plusieurs de ceux qui paraissent extérieurement normaux et dans ceux qui sont en voie d'atrophie évidente.

Les données fournies par les différents auteurs à ce sujet sont un peu contradictoires, ce qui dépend, sans doute, non seulement du degré d'altération des fibres musculaires, mais encore du mode d'application du courant électrique. Lorsqu'on place, en effet, les électrodes directement sur les muscles hy-

(1) Duchenne (de Boulogne). *Arch. gén. de méd.*, février 1868, p. 184.

pertrophiés, la réaction est plus ou moins faible suivant l'abondance plus ou moins grande du tissu interstitiel, mauvais conducteur du courant, quelquefois nulle, si ce tissu est très développé, tandis que si on les porte sur le nerf correspondant on obtient des contractions beaucoup plus fortes, presque normales ; car alors l'excitation est transmise à la totalité des fibres musculaires qui persistent encore et qui répondent, avec une énergie proportionnelle à leur nombre et à leur volume.

La contractilité électro-musculaire tend donc en général à diminuer à mesure que la graisse s'accumule et que les faisceaux striés disparaissent, et en cela les résultats obtenus par nous concordent avec ceux de la plupart des observateurs ; Duchenne qui, dans ses premières recherches, avait cru remarquer que cette propriété restait normale, revient dans son Mémoire sur son opinion, ayant eu l'occasion d'observer des cas où elle se trouvait manifestement diminuée à des degrés divers et d'autres cas où, normale à une certaine période de la maladie, elle avait été profondément altérée à une période plus avancée.

Berger (1) constate également que la contractilité électrique, tant galvanique que faradique, est diminuée ou abolie, si ce n'est dans les premières phases de l'affection ; mais il reconnaît cependant que, dans quelques cas exceptionnels, elle peut rester à peu près intacte.

Chez tous les petits malades qu'il a examinés, Mahot (2) a constamment trouvé une diminution plus ou moins notable de cette propriété aux courants faradiques.

Nous devons néanmoins citer à titre d'exception extrême, un cas rapporté par W. Ord (3) et dans lequel tous les muscles étaient sensibles à l'électricité faradique, ceux des mol-

---

(1) Berger. *Deutsches Archiv für klinische Medizin.*, 1872.

(2) Mahot. *Loc. cit.*, p. 27.

(3) W. Ord. *Medico. chirurg. Transactions*, 1874.

lets très hypertrophiés plus que tous les autres, bien que la maladie datât de deux ans.

Quant à la *sensibilité*, elle paraît rester à peu près normale dans tous ses modes. Duchenne n'en a jamais constaté aucun trouble. Seidel (1), qui a plus spécialement fait des recherches minutieuses à ce point de vue est également arrivé à des résultats négatifs ; parfois cependant la sensibilité douloureuse lui a paru exagérée, surtout au pourtour des articulations des membres paralysés, le genou par exemple, où l'électrisation et les mouvements passifs étaient difficilement supportés. Berger dit, au contraire, avoir rencontré dans plusieurs cas des troubles (hyperesthésie, anesthésie); mais nous croyons que ces modifications ont été plus fréquemment notées chez l'adulte que chez l'enfant. Nos malades ont conservé leur sensibilité intacte dans tous ses modes ; seul celui de l'observation IV présentait peut-être un léger degré d'hyperesthésie à la pression des muscles et au passage du courant électrique, même peu intense.

On a signalé dans quelques observations des contractions fibrillaires, parfois même de véritables crampes dans les muscles malades ; nous avons noté cette dernière particularité dans les antécédents de notre troisième enfant. Ces faits sont rares et d'ailleurs peu importants ; ils sont dus, sans doute, à l'irritation des filets nerveux inter-musculaires par les troubles nutritifs que révèle l'anatomie pathologique.

Chez plusieurs malades on a signalé aussi, du côté de la peau des extrémités inférieures, des colorations variant de la teinte rosée au rouge marbré ou bleuâtre, ou bien un développement anormal du système veineux sous-cutané. Ces symptômes qui expriment des troubles dans la circulation capillaire, sont probablement l'expression de la stase sanguine due à l'absence de contractions musculaires et au travail inflammatoire chronique dont les muscles sont le siège ; mais on n'a pas le

(1) Seidel. *Loc. cit.*

droit, d'après Kelsch, d'en déduire une perturbation primitive dans l'innervation vaso-motrice, comme voudraient le faire certains auteurs qui édifient même sur cette prétendue perturbation toute une théorie pathogénique de l'affection. Dans l'observation III nous avons fait remarquer aux extrémités inférieures de notre malade cette coloration violacée, cette cyanose qui s'accompagne d'un peu d'exagération de la sécrétion sudorale et de refroidissement assez notable.

A propos de la température, Seidel, d'après ses recherches très précises, croit pouvoir affirmer que celle-ci, dans la plupart des cas, est abaissée aux membres inférieurs. Duchenne l'avait cependant toujours trouvée normale. W. Ord, au contraire, dans le fait que nous avons déjà cité, aurait plusieurs fois constaté que la température prise au niveau du mollet dépassait de 1°,1 à 1°,4 celle de la cuisse, différence qui augmentait encore, doublait presque, après quelques minutes d'exposition à l'air. Quant à la température axillaire tous les auteurs l'ont toujours trouvée normale.

Il nous reste enfin, avant de terminer, à résumer l'état des connaissances actuelles sur les *lésions anatomiques et la pathogénie* de cette singulière affection.

ANATOMIE PATHOLOGIQUE. — Malgré de nombreuses et importantes recherches, elle n'est cependant encore qu'imparfaitement connue. Celle des muscles, toutefois, est aujourd'hui assez nettement établie, grâce aux travaux de Duchenne, de Griesinger, de Cohnheim, de Wernich et surtout du professeur Charcot. Avant qu'il eût été fait d'autopsie, des fragments musculaires, retirés sur le vivant à l'aide de l'emporte-pièce de Duchenne et de l'autre côté du Rhin par excision directe, avaient déjà pu faire connaître les lésions fondamentales des muscles. On avait ainsi constaté leur coloration jaune pâle, à leur surface et dans leur épaisseur, et au microscope, reconnu que les fibres musculaires peu nombreuses, amincies pour la plupart, mais conservant toujours leur striation, se trouvaient mêlées à une quantité considérable de tissu fibreux interstitiel, au milieu duquel étaient disséminées en plus ou moins grand nombre des vésicules adipeuses de grosseurs différentes.

Plus tard, quelques autopsies permirent d'analyser plus complètement ces altérations musculaires et, en outre, d'examiner l'état du système nerveux.

Les conclusions posées par Duchenne au sujet de ces altérations, dans son mémoire de 1868, où il passe en revue les recherches anatomo-pathologiques faites soit en France, soit en Allemagne et où il rapporte les résultats de ses examens, se trouvent presque toutes confirmées dans l'intéressant travail du professeur Charcot (1), travail qui est l'étude histologique la plus complète et la plus précise que nous possédions et qui résume assez bien l'état de la science sur cette question. D'après cet auteur, la néoformation fibreuse représente la phase initiale du processus ; dans les premières périodes, en effet, on constate que les minces lamelles de tissu conjonctif qui, à l'état normal, séparent les faisceaux musculaires, sont remplacés par d'épaisses travées fibreuses, de formation récente à en juger par les noyaux embryoplastiques et les cellules fusiformes qui les infiltrent et qui sont d'autant plus rares que l'évolution de l'altération paraît plus avancée. La substitution graisseuse représente la période terminale ; les vésicules adipeuses, discrètes d'abord et comme perdues au milieu des faisceaux conjonctifs, se multiplient peu à peu au point de se substituer à ces derniers, et l'on arrive à ne presque plus trouver dans les muscles très hypertrophiés que des amas de ces cellules, tassées les unes contre les autres.

Mais en même temps que ces altérations se montrent l'atrophie et la disparition des faisceaux musculaires. La réduction du diamètre de ceux-ci s'accuse déjà dès le début, alors que le tissu conjonctif commence à s'hypertrophier en dehors

(1) Charcot. *Arch. de physiologie*, 1872.

de toute trace de substitution graisseuse, et elle se poursuit dans les phases de la maladie. Mais, fait remarquable, sur lequel insiste M. Charcot, la majeure partie des fibres musculaires, celles même qui ont subi une atrophie très prononcée, conservent, jusqu'aux dernières limites de l'émaciation, la striation en travers la plus accentuée, et ne présentent point de dégénérescence granulo-graisseuse; la gaine et les noyaux du sarcolemme restent également intacts. Il s'est bien, il est vrai, rencontré quelques rares exceptions, mais, en somme, elles n'infirment pas cette règle générale : que l'immense majorité des tubes ne montre jusqu'au dernier terme que les caractères de l'atrophie simple, sans multiplication des noyaux avec persistance de la striation en travers. On peut donc dire que : *la disparition des fibres contractiles s'opère en général par atrophie simple, laquelle semble produite par la pression du tissu fibreux interstitiel.*

Les altérations précédentes siègent indistinctement dans tous les muscles paralysés, hypertrophiés ou atrophiés ; c'est le degré qu'atteint l'hyperplasie conjonctive ou lipomateuse qui fait la différence entre ceux-ci et ceux-là. La plupart des observateurs allemands avaient surtout rencontré de la graisse entre les faisceaux musculaires, et c'est pour cette raison que le nom de *lipomatose luxuriante* a prévalu chez eux, tandis que les faits analysés par les auteurs français, en particulier par Duchenne, ont mis en évidence le rôle de l'hyperplasie conjonctive.

C'est encore le travail du professeur Charcot qui a expliqué cette divergence reposant évidemment sur des faits d'observation exacte, mais tenant à l'évolution même du processus, en reconstituant en quelque sorte la marche de l'altération musculaire, et en montrant que la sclérose et la lipomatose sont des phases de la même lésion.

A l'origine, dans cette période qui paraît répondre cliniquement à celle de l'affaiblissement musculaire sans hyper-

(1) Charcot. *Loc. cit.*, mars 1872.

trophie apparente, l'hyperplasie connective et l'atrophie simple d'un certain nombre de faisceaux musculaires sont les seules lésions qu'on observe; la période d'hypertrophie musculaire, au contraire, est marquée par le développement aux dépens des éléments conjonctifs de vésicules adipeuses, qui s'interposent entre les fibrilles conjonctives et s'y substituent peu à peu. C'est à cette substitution adipeuse que les muscles sont redevables de leur augmentation de volume, bien plus qu'à l'épaississement du tissu fibreux, principalement mis en cause par Duchenne.

Dans les quelques recherches histologiques qu'il nous a été donné de faire (obs. I et IV), les lésions musculaires se sont trouvées en tout point conformes à cette règle sur l'évolution du processus anatomique.

En 1866, dans la première autopsie qui fut faite, Cohnheim avait déjà reconnu pour la première fois l'intégrité absolue des centres nerveux et du grand sympathique; mais la moelle ayant été examinée à l'état frais ou après durcissement incomplet et des lésions délicates ayant pu échapper à l'investigation, ce résultat négatif méritait plus ample confirmation.

En 1872, dans la deuxième autopsie, celle du jeune malade qui avait servi pendant sa vie aux recherches de Duchenne, dans le service de M. Bergeron, M. le professeur Charcot ne trouva non plus aucune altération médullaire : ni du côté des faisceaux blancs antéro-latéraux et postérieurs, ni du côté de la substance grise; les cornes antérieures n'étaient ni atrophiées ni déformées, la névroglie avait sa transparence accoutumée et les cellules nerveuses, en nombre normal, n'offraient aucune déviation du type physiologique; enfin les racines spinales, tant antérieures que postérieures, paraissaient parfaitement saines.

La conclusion qu'en tire l'éminent médecin de la Salpêtrière est que, *selon toute vraisemblance, la paralysie pseudo-hypertrophique doit être considérée comme indépendante de toute lésion appréciable de la moelle épinière ou des racines nerveuses.*

Toutefois un fait antérieur, publié par Otto Barth (1), semble en contradiction formelle avec les résultats précédents ; mais cette observation d'un homme de 44 ans, rapportée par l'auteur à la paralysie pseudo-hypertrophique et suivie d'une relation d'autopsie où l'existence de lésions spinales très accentuées est mise hors de doute, est discutée d'une façon serrée par M. Charcot et ne peut avoir la signification qui lui a été prêtée.

Tant par son histoire clinique que par ses lésions spinales, elle appartient, non à la maladie qui nous occupe, mais à l'atrophie progressive des cellules des cornes antérieures compliquée de sclérose symétrique des cordons latéraux et elle ne peut porter atteinte à la conclusion précédente.

Ajoutons, pour en finir avec le système nerveux, que parmi les pièces qu'a eues à examiner M. Charcot, figuraient également les nerfs sciatiques, les médians, les radiaux et que tous ces différents nerfs se sont trouvés absolument normaux. Cet observateur a même poursuivi l'intégrité des filets nerveux jusqu'au sein des masses musculaires, à l'exception toutefois d'un cas où l'un des filets appartenant au psoas présenta une hypertrophie très prononcée des cylindres axiles.

PATHOGÉNIE. — Cet exposé des résultats obtenus jusqu'à ce jour, au point de vue de l'anatomie pathologique, nous conduit à dire quelques mots de la question pathogénique et nosologique. Quoique bien des théories aient été émises au sujet de l'origine et de la nature de la paralysie pseudo-hypertrophique, aucune n'est entièrement satisfaisante.

Nous avons vu que Duchenne avant 1861, ayant constaté chez tous ses malades de l'obtusion intellectuelle, du retard de

(1) Otto Barth. *Beiträge zur Kenntniss der Atrophia musculorum lipomatosa.* (*Archiv. der Heilkunde*, Leipzig, 1871, p. 120.)

la parole, fut porté à émettre, sous toutes réserves d'ailleurs, l'hypothèse d'une lésion cérébrale, hypothèse qu'il abandonna bientôt, mais qui fut reprise après lui par le Dr Langdon (1). Depuis, l'intégrité complète des fonctions intellectuelles, notée dans presque toutes les observations, le développement insolite de l'intelligence dans quelques autres, sont venus démentir cette supposition qui n'a plus aujourd'hui de défenseurs. On a vu que nos petits malades, à ce point de vue, ne laissaient rien à désirer et que plusieurs étaient même doués d'une intelligence très vive.

En Allemagne quelques auteurs ont voulu faire dépendre l'altération musculaire d'une lésion médullaire. W. Muller (2) en particulier, refusant toute existence propre à la paralysie pseudo-hypertrophique, croit pouvoir rattacher tous les cas groupés, artificiellement selon lui, sous ce nom, à une des formes d'amyotrophie spontanée liées à l'atrophie des cellules nerveuses motrices de la moelle. Or l'absence de dégénérescence granulo-graisseuse des fibres musculaires, caractéristique de l'atrophie des cornes antérieures, la production de tissu pathologique intermédiaire qui ne se montre pas dans cette atrophie, et enfin les résultats négatifs des examens médullaires faits par les histologistes les plus compétents ruinent complètement cette théorie. Nous ne parlons pas de l'observation d'Otto Barth ; nous avons vu la réfutation qui en a été faite en France.

Certains auteurs allemands sont cependant encore hésitants, et Leyden (3) qui tend toutefois à considérer l'hypertrophie musculaire lipomateuse comme une espèce morbide par-

---

(1) W. Milleford. *Medical Times and Gazette*, 1873.

(2) W. Muller. *Beiträge zur path. Anatomie und Physiologie der menschlichen Rückenmarks.* (Leipzig, 1870.)

Ein Fall von umschriebener Muskelatrophie mit interstitieller Lipomatose. (Leipzig, 1870.)

(3) Leyden. *Traité clinique des maladies de la moelle épinière*, 1879. Trad. fr., p. 751.

ticulière, ne l'a pas moins placée dans son traité des maladies de la moelle aux chapitres des amyotrophies spinales.

A ce propos il est un fait qui n'est pas relevé par les auteurs et qui nous a beaucoup frappés, c'est la fréquence qui paraît assez grande des troubles vésicaux ; en effet sur les 4 enfants que nous avons observés, nous avons noté 3 fois (obs. II. III. et IV.) une tendance à l'incontinence d'urine ; dans la thèse de Mahot sur les 3 cas relatés, il y en a 2 (obs. I. et II.) où ce détail est également consigné ; dans sa deuxième observation il y avait même également incontinence des matières fécales. Sans vouloir, pour notre part, en tirer aucune conclusion, nous croyons cependant devoir signaler ce fait à l'attention des observateurs.

L'analogie assez grande, il faut le reconnaître, à certains points de vue, entre la paralysie pseudo-hypertrophique et l'atrophie musculaire progressive, a paru suffisante à quelques-uns pour admettre l'identité.

Friedreich, entre autres, qui rejette le caractère primordial des lésions spinales dans l'atrophie progresssive, la confond avec la maladie qui nous occupe dans une même entité morbide, une myopathie primitive dont elles ne seraient toutes deux que des variétés produites par la différence de l'âge ; mais cette double assertion est inadmissible ; car, d'une part, les recherches si précises de ces derniers temps permettent de moins en moins de considérer comme secondaire l'atrophie des cellules antérieures de la moelle, et d'autre part l'atrophie musculaire progressive, si bien étudiée par Duchenne, ne se montre-t-elle pas aussi chez les enfants et avec les mêmes caractères fondamentaux que chez les adultes ?

Les diverses anomalies dans la coloration ou la température de la peau signalées, ainsi que nous avons vu plus haut, dans quelques observations et qui sont l'indice de troubles capillaires, ont fait penser à certains auteurs à une altération primitive du grand sympathique ou des nerfs périphériques.

Berger (1) tend à admettre que l'altération musculaire serait consécutive à un trouble des nerfs trophiques; il pense que ces nerfs agissent comme modérateurs de la nutrition des éléments, car leur destruction est suivie d'une hypertrophie irrégulière et exagérée des éléments auxquels ils se rendent, l'atrophie ne survenant que plus tard, au bout d'un temps plus ou moins long, et il incline à ranger la maladie parmi les tropho-névroses musculaires. Althaus (2) et W. Ord (3) ayant constaté dans plusieurs cas une élévation de température des parties malades, admettent, le premier un trouble des nerfs trophiques, le second des nerfs vaso-moteurs.

Nous avons vu que Cohnheim et le professeur Charcot ont vainement cherché des altérations dans le grand sympathique et les nerfs périphériques; néanmoins, avant de rien décider à cet égard, nous croyons qu'il faut imiter la prudente réserve de M. Charcot et attendre que de nouvelles recherches aient encore été faites.

Si maintenant on se demande en quoi consiste le processus morbide qui détermine l'altération du tissu musculaire, on voit qu'elle présente la plus grande analogie avec celle qui se produit lentement dans les viscères et qui a reçu le nom de *cirrhose* ou de *sclérose*; de telle sorte qu'on pourrait assez bien définir histologiquement la paralysie pseudo-hypertrophique une *myosite interstitielle chronique*. Seule, la transformation en vésicules adipeuses des éléments du tissu conjonctif néoformé, qui se produit à un certain moment, d'une manière fatale, au moins dans quelques muscles, paraît constituer dans l'espèce un caractère distinctif. Mais il importe de faire remarquer avec le professeur Charcot qu'aucune des lésions musculaires décrites précédemment n'appartient en propre à notre maladie et ne saurait suffire à la spécifier. On rencontre en

(1) Berger. *Loc. cit.*, 1872.

(2) Althaus W, Milleford. *Medical Times and Gazette*, 1873.

(3) W. Ord, *Loc. cit.*, 1874.

effet l'hyperplasie interstitielle avec atrophie simple des fibres musculaires dans la paralysie suite de lésions traumatiques des nerfs (1) et dans la paralysie spinale infantile (2). Quant à la substitution graisseuse avec ou sans accroissement de volume du muscle elle peut survenir aussi, à titre de complication dans la paralysie spinale (3), dans l'atrophie musculaire progressive et dans la paralysie spinale de l'adulte. Il est à noter, toutefois, qu'en pareil cas la substitution graisseuse des muscles paraît se rattacher quelquefois à une lipomatose généralisée, qui s'accuse en particulier par l'accumulation de tissu adipeux, sous la peau et dans les cavités viscérales.

Mais de ce fait doit-on refuser toute autonomie à la paralysie pseudo-hypertrophique, et chercher à la rattacher, comme quelques auteurs, aux amyotrophies spinales ? Cela ne paraît plus guère possible, aujourd'hui où l'absence de lésions médullaires paraît définitivement démontrée ; d'ailleurs la physionomie toute spéciale de la maladie lui assure une place à part dans le cadre nosologique.

PRONOSTIC. TRAITEMENT. — Quoi qu'il en soit d'ailleurs et quelque idée qu'on se fasse de sa nature, le pronostic de la paralysie pseudo-hypertrophique est éminemment grave ; arrivée à la deuxième période, elle ne cesse de progresser et de se généraliser, malgré les efforts de la thérapeutique la plus

---

(1) Montegazza. *Gazetta lomb.*, 1867, p. 18.

Erb. *Zur Physiologie und patholog. Anatomie peripherischer Paralysen.* (*Deutsch. Archiv.*, t. IV, 1868.)

(2) Wolkmann. *Ueber Kinderlahmung.* (*Sammlung klinischer Vorträge*, Leipzig, 1870.)

Charcot et Joffroy. *Arch. de physiologie*, 1870, p. 34.

(3) Laborde. *De la paralysie de l'enfance.* Paris, 1864.

Prévost. *Comptes rendus et mémoires de la Soc. de biologie*, 1865, t. XVII, p. 215.

Charcot et Joffroy. *Loc. cit.*

Vulpian *Arch. de physiologie*, t. III, 1870, p. 316.

W. Muller. *Loc. cit.*

variée. Duchenne obtint la guérison de 2 cas bien constatés de la maladie dans sa première période d'affaiblissement musculaire, grâce à la faradisation et à l'hydrothérapie. Malheureusement ces deux cas favorables sont les deux seuls faits où le processus ait pu être arrêté dans sa marche fatale.

Ils ont toutefois ce résultat encourageant de laisser encore quelque place à l'espérance dans l'esprit du médecin consulté au début de la maladie, et de l'engager à agir le plus rapidement possible au moyen des courants faradiques, aidés d'une gymnastique rationnelle, des douches, des frictions, des massages et d'un régime fortifiant.

Paris. — A. PARENT, imprimeur de la Faculté de médecine, A. DAVY, successeur,
52, rue Madame et rue Monsieur-le-Prince, 14.

www.ingramcontent.com/pod-product-compliance
Ingram Content Group UK Ltd.
Pitfield, Milton Keynes, MK11 3LW, UK
UKHW021653260726
13994UKWH00003B/1449